CB004988

A CAMINHADA DA
MEDITAÇÃO

COM
TADASHI KADOMOTO

Inspira
Expira
Esteja presente.

Gente
editora

Diretora
Rosely Boschini

Editora Assistente
Franciane Batagin

Produção Gráfica
Fabio Esteves

Coordenação Editorial
Juliana Rodrigues | Algo Novo Editorial

Preparação
Abordagem Editorial

Projeto gráfico, diagramação e capa
Vanessa Lima

Revisão
Adriana Bairrada

Impressão
Geográfica

Copyright © 2020 by Tadashi Kadomoto
Todos os direitos desta edição são
reservados à Editora Gente.
Rua Original, nº 141 / 143 – Sumarezinho
São Paulo, SP – CEP 05435-050
Telefone: (11) 3670-2500
Site: www.editoragente.com.br
E-mail: gente@editoragente.com.br

Dados Internacionais de Catálogo na Publicação (CIP)
Angélica Ilacqua CRB-8/7057

Kadomoto, Tadashi
    A caminhada da meditação: 21 dias de práticas que podem transformar a sua vida / Tadashi Kadomoto. – São Paulo: Editora Gente, 2020.
    160 p.

ISBN 978-65-5544-017-1

1. Meditação 2. Autodomínio 3. Autoconhecimento I. Título

20-2369   CDD 158.128

Índice para catálogo sistemático:
1. Meditação

SUMÁRIO

PREFÁCIO de
Roberto Shinyashiki

Existe uma parábola budista da qual gosto muito chamada de *O mestre e o samurai*. Ela fala sobre como nossas atitudes influenciam o nosso destino e sobre como devemos prestar atenção diariamente na maneira como reagimos em determinadas situações.

Ela conta a história de um samurai chamado Nobushige e um mestre cujo nome é Hakuin. Quando se encontram em uma estrada, o samurai pergunta ao mestre:

— Mestre, qual é a diferença entre o paraíso e o inferno?

E Hakuin, então, indaga o samurai:

— Quem você é?

— Um samurai — responde Nobushige.

— Você não é um guerreiro. Você parece um moribundo.

O samurai ficou maluco de raiva e puxou a espada. E Hakuin continua a provocação:

— O que pensa que vai fazer com uma espada? Você não tem força nem para matar um pernilongo — afirmou o mestre.

Cego de fúria, o samurai levantou a espada, pronto para matar Hakuin. O mestre, muito calmo, levantou um dedo e disse:

— Agora você sabe o que é o inferno. Mas, se for sábio, e se lembrar do seu valor, você pode estar muito acima dessa angústia.

Diante dessas palavras o samurai se deteve e, compreendendo o ensinamento, guardou a espada e fez uma reverência.

—Isso é o paraíso — concluiu o mestre.

Assim como na parábola citada anteriormente, a nossa vida nos convida a ir ao paraíso e ao inferno muitas vezes ao dia, e uma das melhores maneiras de não aceitarmos os convites para o inferno é por meio da meditação.

As grandes tradições espirituais estimularam o ser humano a meditar durante milênios, entretanto, essa prática ficou marcada como algo complexo e inacessível, um ritual permitido a poucos iniciados.

Tadashi Kadomoto sabe que a maioria das pessoas vive uma vida agitada. Por isso, sua grande conquista é fazer da meditação algo muito simples, com técnicas muito fáceis para que você saia do inferno e vá até o paraíso.

Nesses muitos anos que tenho o prazer de compartilhar a trajetória de Tadashi, vejo ele como um profissional profundo, sábio, generoso e amoroso, que tem levado muitas pessoas a atingir graus inimagináveis de sabedoria. Além de ser terapeuta transpessoal, é autoridade no tema meditação e tem feito um trabalho incrível em 2020, realizando lives para que milhares de pessoas possam meditar juntas em um só canal.

Em *A caminhada da meditação*, Tadashi traz a proposta de fazer com que você, leitor, pratique meditações por 21 dias para sair do seu estado de sofrimento e se movimentar em direção ao estado de presença. Em cada uma das meditações você encontrará um tema diferente, trabalhando as dificuldades do dia a dia e entendendo como deixar de lado a ansiedade, como encontrar a espiritualidade de maneira mais profunda, como vibrar mais amor e como ser feliz todos os dias.

Para incorporarmos a meditação em nossa rotina é preciso disciplina, pois estamos constantemente envolvidos em um turbilhão de problemas e pensamentos difusos. Contudo, com as práticas de meditação aqui presentes, você conseguirá focar o presente e deixar de lado o sofrimento que o está afligindo. Meditar exige de nós simplicidade, entrega e conexão. Conexão com nós mesmos, com os nossos sentimentos, com o que está a nossa volta e com o que julgamos ser necessário para que possamos evoluir como seres humanos. Meditar é algo que devemos praticar diariamente se quisermos estar em sintonia com o todo e vivermos uma vida mais leve.

Essas meditações têm o mesmo poder dos famosos treinamentos do Tadashi e bastam alguns poucos minutos de dedicação por dia para você passar a ter uma nova dimensão do significado da vida.

É exatamente esse o percurso ao qual Tadashi se propõe a fazer ao seu lado neste livro. Aqui você vai encontrar práticas únicas e transformadoras, que poderão mudar a sua vida a partir do primeiro dia. E tenho certeza de que será um companheiro de viagem para não deixá-lo ir até o inferno e para que você possa viver em paz no paraíso.

Aumente a sua consciência e, quando a vida perguntar qual caminho você prefere, escolha sempre o paraíso. Tadashi é um mestre nessa área.

Afinal, você pode ser feliz diariamente!

Abraços,

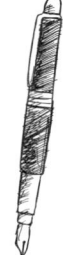

Roberto Shinyashiki

Médico, escritor e palestrante

INTRODUÇÃO
MEDITAÇÃO:
modo de usar

Olá! Meu nome é Tadashi Kadomoto e eu tenho um convite para fazer a você: já pensou em meditar? O mundo atual parece girar em uma velocidade crescente, o que cria enorme ansiedade para a maior parte das pessoas. Há anos vivemos sobrecarregados, desorientados e com pensamentos desorganizados. Em um cenário como esse, qual é o papel da meditação?

Posso afirmar que a meditação possibilita que você esteja no momento presente, algo que é muito importante, uma vez que estamos sempre pensando no passado ou cogitando o futuro. A prática da meditação também é capaz de fazer com que você tenha a dimensão da realidade em que está inserido, permitindo que enxergue as coisas como elas realmente são.

Ao proporcionar esse momento de presença, o ato de meditar oferece uma conexão com você mesmo, trazendo equilíbrio e consciência. Podemos dizer ainda que a meditação é uma evolução pessoal. Por fim, em um mundo tão caótico como o nosso, meditar auxilia o indivíduo a não ter explosões de raiva, uma vez que ele entra em contato com seus sentimentos e pensamentos.

EU, TU, ELE, NÓS, VÓS, ELES

Talvez você esteja pensando: *mas a quem se destina? Qual é o perfil das pessoas que fazem meditação?* Simples: qualquer pessoa que queira se conhecer melhor e busque equilíbrio. Ou ainda indivíduos que procuram ter calma, tranquilidade e paz. Em outras palavras, talvez 101% de quem vive atualmente em nosso mundo.

Brincadeiras à parte, vamos pensar na meditação sob o ponto de vista do que leva as pessoas a adoecerem. Muitos indivíduos desenvolvem enfermidades em razão da somatização, ao trazer para o corpo aquilo que a mente cria. Nesse sentido, a prática meditativa age como um antídoto, uma vez que, ao ser mais consciente, a pessoa tem menos pensamentos negativos. Além disso, naturalmente ela cuida mais de si mesma.

COISA DE GURU?

Tá bom, Tadashi, mas se é assim tão bom, por que muitas pessoas não meditam?, você pode estar se perguntando. Eu incorporei a meditação na minha vida há mais de vinte anos. Desde que senti os seus benefícios, minha intenção foi desmistificar a prática, uma vez que existe e sempre existiu um tabu em torno dela.

Por absoluta desinformação, para muitos indivíduos, a prática ainda carrega o estigma de ser algo destinado a "escolhidos", uma coisa voltada apenas para gurus. Essa crença infundada contribui para que algumas pessoas ainda pensem: *ah, isso não é para mim*. Em paralelo, há quem ache que a meditação está ligada à religião, o que também é uma inverdade.

Trata-se de uma prática cientificamente comprovada, capaz de mudar a frequência do nosso cérebro para trazer tranquilidade e presença.

Sempre que me deparo com questionamentos assim, lanço um desafio. Digo: escolha um horário para meditar comigo por sete dias. Se após esse período você me disser que não foi bom, que não percebeu nenhuma melhora no seu estado emocional, dou um livro para você. Porém, se após os sete dias você me disser que a sua vida deu um salto para melhor, você terá que me dar um livro. Até agora ninguém que foi desafiado por mim recebeu um livro meu; em compensação, já recebi tantos que nem em uma vida inteira conseguirei ler.

A meditação é um conhecimento que deve ser posto em prática. É preciso que a pessoa invista dez minutos pela manhã, e dez minutos à noite nisso. Ou, ao menos, pratique uma vez ao dia. É um compromisso que a pessoa tem que assumir. A partir daí, posso garantir que, após alguns dias, ela já sentirá benefícios. Isso ocorre porque a meditação é capaz de retirar o indivíduo do estado de sofrimento.

Tudo que faz bem na vida exige dedicação, perseverança e disciplina. Com a meditação não é diferente. Dez minutos por dia são suficientes para produzir ótimos resultados e já sentir os benefícios.

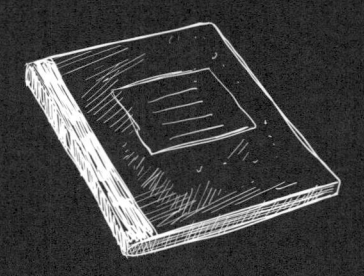

COMO USAR ESTE LIVRO

A obra em suas mãos oferece 21 práticas meditativas, além de pensamentos e propostas de atividades. Tudo para que a meditação seja integrada à sua vida, a fim de tornar sua existência mais consciente e feliz. Em cada dia, você terá a apresentação do tema, seguida por reflexões e frases, além de atividades práticas relacionadas ao assunto.

Nas propostas de atividades há linhas para escrever aqui mesmo suas respostas e reflexões. Porém, caso o espaço disponível não seja suficiente, você pode separar um caderno para desenvolver todas as suas respostas o quanto achar necessário.

Você também encontrará uma meditação guiada em cada um dos 21 dias. Estude e pratique, seguindo as instruções descritas em cada meditação.

Espero que goste da leitura e que ela mude a sua vida!

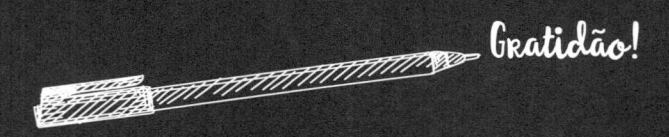

Gratidão!

DIA 1
TRANSFORMANDO
a sua vida dia a dia

Você está pronto para ser feliz? Quero falar com você sobre crises e transformação. Sempre que escutamos a palavra **crise**, naturalmente podemos sentir algum desconforto. Mas costumo dizer que nossa vida é feita exatamente de crises. Vivemos com elas vinte e quatro horas por dia. Reflita: se você é solteiro e casa, podemos considerar isso como uma crise, já que sua vida vai mudar. Se não tinha filhos e sua mulher engravida, tudo se transforma, é uma nova crise. Quando seu filho nascer, será outra crise, pois tudo mudará radicalmente em sua vida.

Podemos chamar todos esses movimentos de crises. O detalhe é que, em cada uma delas, você está recebendo uma oportunidade para se transformar e se adequar a uma nova forma de viver. Por isso chamo de **crises de transformação**. Elas fazem parte de nosso processo evolutivo, de nosso crescimento emocional, psicológico e espiritual. Se não tudo, a maior parte daquilo que vivemos é uma crise, em que temos a chance de nos adequar ao momento, de encontrar uma nova forma de viver.

Por isso é importante ter flexibilidade e resiliência. Quem é muito rígido ou inflexível, e não se transforma diante de uma crise, costuma sofrer mais. Aquele que não se adapta corre o risco de viver rupturas ou inadequações que, por consequência, podem causar a dissolução de casamentos ou sociedades. Por isso é importante desenvolver a flexibilidade. Desde sempre, quem se adapta com mais facilidade, evolui. E isso não vai mudar nunca.

PÍLULA DE CONSCIÊNCIA

Os momentos de transformação são oportunidades para que você evolua e se torne um ser humano melhor. Esteja consciente! É preciso viver o agora, aproveitar as oportunidades que recebemos e, acima de tudo, estar conectado com nosso verdadeiro eu para que possamos mudar nossos hábitos e nos tornarmos pessoas melhores. Transforme a sua vida hoje!

USE OS MOMENTOS DE REFLEXÃO PARA TORNAR-SE MELHOR, NÃO PIOR. APROVEITE A OPORTUNIDADE DE SE TRANSFORMAR.

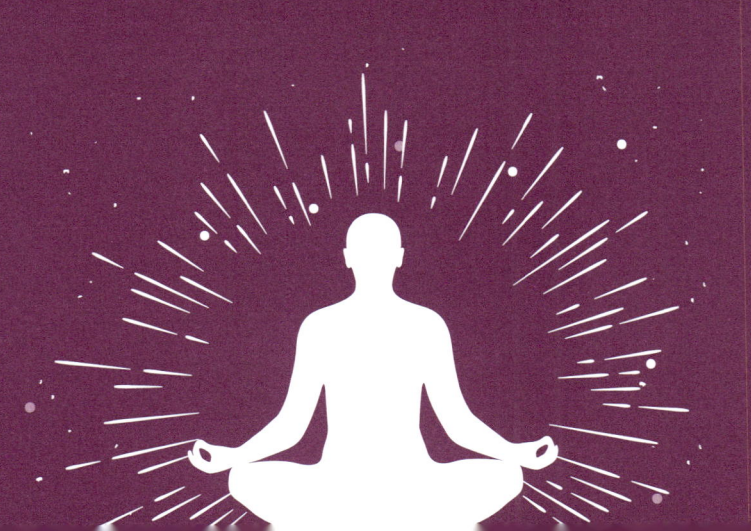

PARA REFLETIR

Diante de uma crise de transformação é importante perguntar a si mesmo qual o propósito de aquilo estar acontecendo. Pense em cinco crises pelas quais você já tenha passado em sua vida. Anote como você agiu em cada um desses momentos e quais foram os aprendizados.

MEDITAÇÃO GUIADA

Convido você a se sentar numa posição confortável. Não precisa ser na posição de lótus, como se medita no Oriente. Ajeite-se em uma cadeira, poltrona ou até mesmo no chão, mas da forma mais confortável para você. Isso é importante.

Coloque as mãos descansando sobre as coxas, com as palmas para cima, e junte o dedo polegar e indicador de cada mão. Alinhe seu queixo. Vamos começar com a respiração, que é a primeira etapa para meditar. Por enquanto, mantenha os olhos abertos.

Você vai respirar sempre de forma profunda. Para fazer isso, seus pulmões precisam estar vazios, então esvazie-os antes de começar. A cada inspiração, conte lentamente até três. Prenda a respiração e, enquanto segura o ar nos pulmões, conte até três novamente.

Feche os olhos. Mantenha o foco na sua respiração. Você não precisa mais fazer a contagem mentalmente, a não ser que sinta necessidade disso. O mais importante é que você tenha registrado a quantidade de ar que coloca dentro dos pulmões.

É muito normal que neste momento surjam pensamentos. Agradeça por eles terem se manifestado e volte o foco para a respiração. Reflita sobre as crises que você já viveu ou está vivendo. Pense em como tudo muda e como você se ajusta a essas transformações. Leve sua consciência para a ideia de ser flexível, por meio da respiração. Enquanto respira profundamente, você se conscientiza da importância de se adaptar às mudanças. Eleve seu pensamento e fique no agora. Repita mentalmente: você é flexível, não uma pessoa rígida.

Conscientize-se da sensação física que você está experienciando agora, ao vivenciar e sentir esse receio de mudar. Pode ser um frio na barriga, uma dor de cabeça, na garganta. Não importa. Conscientize-se da sensação que isso provoca em você. Leve seu foco para um ponto entre as suas sobrancelhas, acima dos olhos. Respire e leve toda a insegurança e o medo, manifestado na sensação física, para o ponto acima dos seus olhos. Imagine que ali nasce um ponto de luz, que vai dissolvendo todo o medo e essa sensação física.

A luz se intensifica e se torna tão forte que ilumina todo o medo diante da crise. Você não está fugindo da insegurança; está administrando a sensação.

Colocando muita luz nesse ponto, respire, imagine, visualize e sinta a chama de uma vela no topo da sua cabeça.

Respire profundamente pelo nariz e, devagar, da forma mais amorosa que você conseguir, no seu ritmo, no seu tempo, sem pressa, abra os olhos.

Espero que você tenha sentido algum benefício. Se você não tem o hábito de meditar, sugiro que continue, porque, naturalmente, não é na primeira vez que você vai alcançar grandes mudanças.

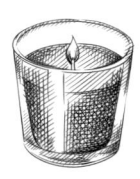

UMA ATIVIDADE PARA VOCÊ

Reflita sobre sua vida atual e identifique qual crise você está vivenciando neste momento. Caso seja mais de uma, anote todas. Agora, crie cinco estratégias para se adaptar a essa crise. Por exemplo, caso tenha acabado de casar, quais são as cinco coisas que você precisa transformar em si mesmo para evoluir nesse novo momento da sua vida? Depois de estabelecer as metas de transformação, estipule prazos para colocar suas estratégias em ação. Se for preciso, estabeleça fases para cada estratégia.

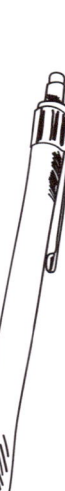

_____

_____

_____

_____

_____

_____

_____

_____

_____

_____

_____

_____

DIA 2
Saia da ZONA DE CONFORTO

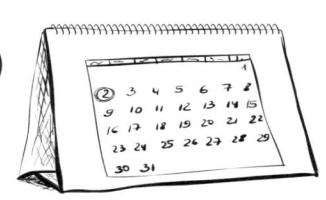

Você já pensou sobre sua zona de conforto? Trata-se de uma área atraente e tentadora, pois, quando estamos nela, compreendemos **o que fazer** e **como fazer**. Ali também sabemos quais serão as consequências de nossos atos. Entretanto, por mais que seus resultados sejam produtivos e satisfatórios, existe um grande perigo em permanecer ali, uma vez que, no fundo, há a crença de que "em time que está ganhando, não se mexe".

No entanto, tal pensamento envolve riscos, porque a vida, muitas vezes, nos coloca em situações nas quais somos tirados completamente desse lugar conhecido. Isso pode provocar um verdadeiro desastre em nossa existência e na de quem está conosco. Por essa razão, é mais sensato e prudente que nós, por **livre-arbítrio** e pela nossa **consciência**, tomemos a iniciativa de sair da zona de conforto. Devemos buscar melhorias, crescimento pessoal e evolução espiritual, por amor-próprio e pelas pessoas que nos amam.

Mas como fazer isso? Terapias, vivências e treinamentos, por exemplo, são boas ferramentas. Tudo isso permite trabalhar nossas questões emocionais e aquilo que nos limita ou prejudica. É importante, portanto, sair da zona de conforto com consciência, em vez de ser retirado dela pela vida, o que pode ser desastroso.

PÍLULA DE CONSCIÊNCIA

Imagine uma equipe vencedora, mas que siga a máxima: "em time que está ganhando, não se mexe". Porém, em um certo dia, todos são surpreendidos com a saída de um dos integrantes. Como aquilo nunca havia sido cogitado, o impacto nos resultados é devastador. Portanto, sair da zona de conforto com consciência é como mexer no time para seguir vitorioso.

Uma frase para o seu dia

LEMBRE-SE DE QUE SE EM ALGUM MOMENTO DA SUA VIDA VOCÊ PRECISAR DE AJUDA, AO PEDI-LA A ALGUÉM, O RISCO É DE VOCÊ SER AJUDADO.

PARA REFLETIR

Em quais áreas da sua vida ou em quais momentos você sente que está na sua zona de conforto? Pode ser no campo afetivo, profissional ou na relação com amigos e familiares. O que ocorreria se amanhã tudo mudasse de repente nessa área? O que você faria? Anote que atitudes práticas tomaria diante das mudanças que pensou.

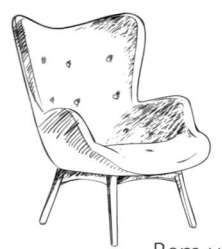

MEDITAÇÃO GUIADA

Bem-vindo ao seu segundo dia. Vamos começar? Sente-se de maneira confortável. Com os olhos abertos, olhe em um ângulo de 45 graus para o chão. Mantenha o queixo alinhado, a coluna ereta, mas, ao mesmo tempo, procure ficar bem relaxado. Agora, leve o foco para a sua respiração. Comece com uma respiração profunda, lenta e amorosa. Inspirando pelo nariz e expirando pela boca, deixando sair livremente tudo o que está nos seus pulmões. Ao fazer isso, preste atenção neles. Enquanto seus pulmões se enchem, sinta o ar entrando. Ao expirar, perceba como seus músculos se soltam. Aproveite para relaxar. Feche os olhos e leve a sua consciência para o seu corpo. Sinta o peso dele em contato com o local onde você está sentado.

Note o contato dos pés, como se fossem suas raízes. Perceba onde está o maior ponto de contato do seu corpo. Sinta o equilíbrio entre o lado direito e o lado esquerdo. Observe o peso dos seus braços e das suas mãos, relaxadas no seu colo ou nas suas pernas.

Comece a ter consciência do espaço onde você está neste momento. Perceba os sons, os ruídos, o barulho. Respire profundamente, mas de forma amorosa. Ouça cada som, sem nomeá-lo. Apenas escute, sinta e silencie. Perceba os sons diferentes, deixando que eles venham até você. Ao notar que sua mente está vagando, traga-a gentilmente de volta. Continue percebendo os sons e a sua respiração.

Volte a sua atenção para o seu corpo e faça uma revisão dele, da cabeça até os pés. Verifique as partes que se sentem relaxadas ou que estão mais tensionadas, mas sem resistir a nada, sempre com gentileza. Vá construindo uma imagem de como o seu corpo se sente.

Sinta o peito e o abdômen se enchendo de ar. Vá tranquilizando seu corpo, enquanto mantém o foco na sua respiração. Inicie uma contagem de um a dez. Inspire pelo nariz e conte mentalmente um. Exale pela boca e, também mentalmente, conte dois. Inspire pelo nariz e conte três. Exale pela boca e conte quatro. Siga assim até chegar ao dez. Se por acaso vier algum pensamento enquanto faz isso, volte para o número um. E recomece a contagem.

Agora, no seu tempo, você pode, gentilmente, retornar para o aqui e o agora. Abra os olhos. Vá se espreguiçando. Estique o corpo e, neste momento, veja como você está se sentindo, comparando o momento inicial e agora. Você sente algo diferente?

Este é um exercício simples e incrível. Lembre-se de que ele não é para você se livrar dos seus pensamentos, mas para percebê-los e controlá-los.

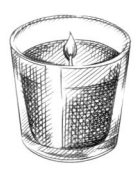

UMA ATIVIDADE PARA VOCÊ

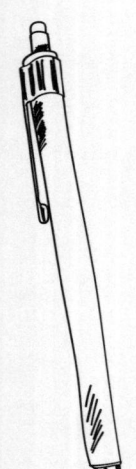

O principal ponto para que alguém consiga sair de sua zona de conforto, e possa iniciar qualquer mudança de comportamento ou na própria história, passa por tomar consciência do que o limita e do que o faz infeliz. Sem isso, vive-se na ignorância e nenhuma transformação é possível.

Quais são as suas limitações e que situações o deixam infeliz atualmente? Anote todas elas. Em seguida, trace estratégias que você pode adotar para sair de sua zona de conforto e mudar essas limitações e infelicidades.

_____

_____

_____

_____

_____

_____

_____

_____

_____

DIA 3 REINVENTE-SE diariamente

ransformação é algo que todo mundo deseja. Para isso, no entanto, devemos nos **reinventar**, um objetivo a ser buscado dia após dia. Crescimento e evolução são coisas extremamente importantes na vida, seja na área pessoal, profissional ou espiritual. Faz parte da natureza humana querer melhorar. Para conseguir isso, no entanto, é preciso que nos conscientizemos das nossas limitações. Devemos conhecer nossas sombras, tudo aquilo que impede que sejamos mais felizes, realizados e bem-sucedidos.

Portanto, a dica que dou para quem busca a evolução é assumir a responsabilidade pela própria vida. Se o período que você está vivendo é marcado pelo fracasso, pela raiva ou pela tristeza, a responsabilidade por isso é sua. Assim como você também é o responsável se seu momento de vida é de felicidade, amor e sucesso. Foi você quem escolheu tudo isso e, portanto, não adianta procurar culpados. E acredite: para se reinventar é preciso olhar para as suas sombras, defeitos, "incompetências". Somente assim você poderá assumir a responsabilidade por sua vida e iniciar todas as transformações necessárias.

PÍLULA DE CONSCIÊNCIA

Você já fracassou alguma vez na sua vida? Se isso já aconteceu, espero que tenha aprendido com esse erro, com esse fracasso. Fracassar é ruim, dói e gera desgaste, mas traz ensinamentos. Pior do que fracassar, no entanto, é não tentar. Ficar imaginando o que poderia ter dado certo ou não, mas não fazer absolutamente nada.

Uma frase para o seu dia

FLEXIBILIDADE É ATINGIR O SEU OBJETIVO DE UMA FORMA DIFERENTE DA QUAL VOCÊ HAVIA TRAÇADO INICIALMENTE.

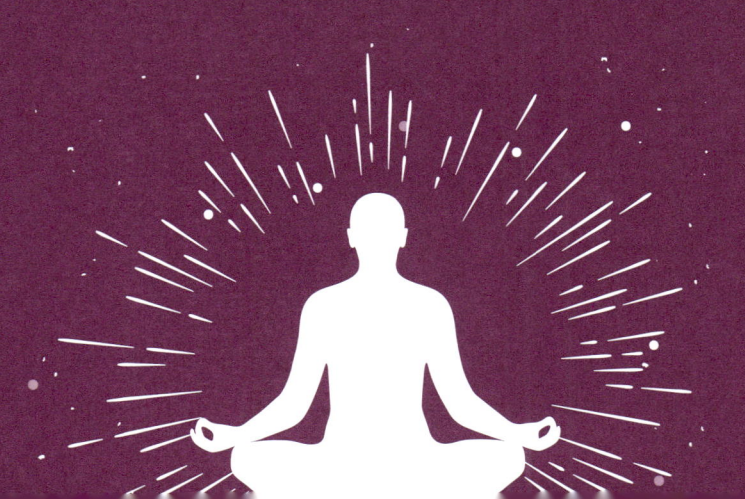

PARA REFLETIR

Quais são as áreas da sua vida que, na sua avaliação, precisam ser reinventadas com mais urgência nesse momento? Analise em detalhes a área pessoal, profissional e espiritual e escreva suas considerações. Você conhece as suas limitações em cada um desses campos? Anote seus defeitos referentes a cada segmento e pense em como se transformar e melhorar.

MEDITAÇÃO GUIADA

Seja bem-vindo. Sente-se, deixe os olhos abertos e olhe em um ângulo de 45 graus para o chão. Mantenha o queixo alinhado. Use a sua imaginação e visualize uma cena. Nela, você está sentado ao lado de uma rodovia muito movimentada.

Os carros, que passam acelerados, são como seus pensamentos e sentimentos. O ideal é que você fique ao lado da rodovia, apenas vendo todos esses carros passarem. Mas a tendência é sairmos correndo atrás deles, dos nossos pensamentos ou sentimentos. E tudo o que precisamos neste momento para meditar é deixar que eles passem. Porém, se sairmos correndo atrás de um carro, de um pensamento ou de um sentimento, entramos no caos e nos perdemos.

Imagine e sinta que você está sentado ao lado da rodovia movimentada e simplesmente observe os carros passando. E deixe-os ir, sem julgamentos, sem querer mudar qualquer coisa. Lembre-se de que tudo pode ser aprendido, desde que você treine e pratique.

Neste momento, você só consegue dar o terceiro passo, porque ontem deu o segundo. Parabéns por cada passo que conseguiu dar até aqui. Respire profundamente e feche os seus olhos. Treinar a mente é mudar o nosso relacionamento com nossos pensamentos e sentimentos. Isso acontece quando aprendemos a vê-los sob uma outra perspectiva, por um outro ângulo.

Enquanto fazemos isso, naturalmente encontramos calma e paz. Há a possibilidade de, em alguns momentos, esquecermos a ideia desse exercício e nos distrairmos? Claro. Mas assim que perceber que se distraiu, volte para o lado da rodovia e apenas observe o trânsito. Mantenha distância do caos. Apenas observe os carros em movimento. E sinta a tranquilidade no corpo, na mente e relaxe.

Em vez de tentar controlar tudo, pratique esse exercício de sentar ao lado da rodovia. Apenas observando, escutando e deixando a mente fazer o que ela quiser. No seu próprio tempo e ritmo. Apenas tire esse momento para se sentir confortável.

Respirando profundamente, devagar e da forma mais amorosa que você conseguir, relaxe. Leve sua consciência para o peso do seu corpo em contato com o local no qual você está sentado agora. Sinta o espaço à sua volta. Escute o som, os ruídos e o silêncio. Sem nomeá-los.

Vá trazendo sua mente para o aqui e o agora. Abra gentilmente os olhos, se espreguice e se alongue. Observe como você se sente em relação ao começo do exercício. É importante que você possa validar essas sensações.

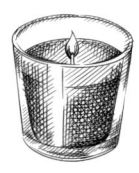

UMA ATIVIDADE PARA VOCÊ

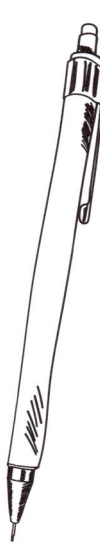

Para se reinventar e realizar grandes transformações, deve-se começar por pequenos passos. Na sua casa, provavelmente cada pessoa senta-se no mesmo lugar durante as refeições. Mas quem disse que a cadeira que você utiliza é o "seu lugar"? Certamente você mesmo. Experimente tomar café da manhã em uma cadeira diferente, almoçar em um segundo lugar e jantar numa terceira cadeira. Treine sua flexibilidade. Mude de lado na cama. Faça uma lista das coisas que poderia mudar. Com o tempo, possivelmente, as transformações poderão ecoar em outras áreas da sua vida.

DIA 4
Como ser
FELIZ AGORA

Muitas pessoas gostariam de ter a resposta para uma pergunta simples: **como ser feliz?** Eu não tenho a fórmula, mas posso ser um exemplo. Eu já fui infeliz. Vivi por muitos anos uma crise interior muito intensa. Em 1992 eu perdi uma irmã e estava vivendo uma fase terrível em minha vida. Porém, antes de partir, ela me enviou uma carta com mais de vinte folhas. Um trecho dessa carta me marcou profundamente: "A vida terrena é muito curta para se viver infeliz". A partir desse dia, eu prometi para mim mesmo que teria alegria.

Repetia para mim mesmo todos os dias um mantra sobre ser feliz, motivando-me internamente para isso. Eu me comprometi de verdade, e toda vez que a tristeza me visitava, eu conversava com ela, como uma amiga querida que viera me aconselhar em um momento difícil, mas que só podia ficar um pouco, e logo teria que partir. E ela partia. Daí em diante, eu comecei a ser feliz!

Então, quer ser feliz? Crie afirmações positivas que façam sentido para você e as repita constantemente durante o dia todo.

Vamos! Levante!

Você tem que ser feliz hoje!

PÍLULA DE CONSCIÊNCIA

Para ser feliz, você precisa aprender a colocar o foco na própria vida. Agradeça aos pensamentos que surgirem, mas deixe-os ir, não se apegue a nenhum deles. Volte a sua atenção para a sua respiração sempre que alguma coisa angustiar você. Aos poucos se sentirá feliz e só terá uma explicação: você focou em você e não fora.

Uma frase para o seu dia:

EXISTEM PESSOAS
QUE NOS CAUSAM UMA
ALEGRIA IMENSA SÓ PELO
FATO DE EXISTIREM.

PARA REFLETIR

O que é que gera o sofrimento e a infelicidade? Não aceitar o que a vida apresenta a você, se opor ao que Deus está oferecendo nesse momento. O que a vida está lhe apresentando agora? Entenda, então, de uma vez por todas que não adianta ficar resistindo; aceite! Faça uma lista com aquilo que a vida está apresentando a você agora e trace estratégias de aceitação para não sofrer mais.

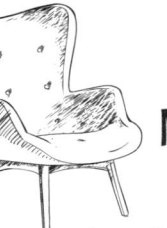

MEDITAÇÃO GUIADA

A meditação *soul sync* tem por objetivo fazer uma sincronização da sua alma com a abundância que existe no universo. De preferência, pode ser feita pela manhã, ao acordar, e à noite. Mas, claro, você pode fazê-la em qualquer outro horário que julgar importante.

Trata-se de uma meditação que leva cerca de dez minutos para ser realizada completamente. Ela tem várias etapas, cada uma composta de oito ciclos. Você pode contá-los utilizando a ponta dos dedos.

Sente-se e procure relaxar. Junte o polegar com o dedo indicador. Em seguida, una o polegar com o dedo médio; depois, o polegar com o dedo anular; e, por fim, o polegar com o dedo mínimo. As palmas das mãos devem ficar voltadas para cima, com as mãos descansando sobre as coxas.

Nessa meditação, inspiramos pelo nariz, prendemos o ar, e o soltamos também pelo nariz. Inspire e conte até três, lentamente. Prenda o ar, conte até três. E solte o ar contando até seis. Faça oito ciclos de respirações completas.

Se em algum momento a sua mente devanear, volte sua atenção para a respiração e continue de onde parou. Na segunda etapa da meditação, você vai fazer a contagem de mais oito ciclos nas pontas dos dedos. Porém, ao expirar, faça um som similar ao zumbido de uma abelha. Faça forte o suficiente para criar uma vibração na sua cabeça e talvez até no seu corpo. Respire profundamente pelo nariz, encha os pulmões e, antes de começar a expirar, faça uma pausa de um segundo. Coloque sua atenção plena nessa pausa.

Na terceira etapa da meditação, você vai fazer a contagem de mais oito ciclos, mas, quando inspirar, diga mentalmente para você "eu sou", e sinta-se a totalidade com o universo. Quando for expirar, em silêncio, diga o mantra "Ah-humm", que se pronuncia "a-hammmm" e significa "eu sou".

Na quarta etapa da meditação, mantenha o polegar e dedo indicador unidos e inspire profundamente pelo nariz. Imagine e sinta o seu corpo expandindo e se conectando com um campo de possibilidades infinitas.

Visualize o seu corpo se fundindo em luz com o universo e com infinitas possibilidades, faça um pedido e o repita três vezes, sentindo que ele já está realizado. Sinta-se totalmente satisfeito e feliz. Respire profundamente e, com amor, abra os olhos.

Vivemos de forma fragmentada, mas essa meditação busca integrar você completamente ao universo. Em vez de acreditar que somos apenas parte dele ou parte da natureza, na realidade, nós somos o universo e a natureza.

Quando vivemos de maneira fragmentada, estamos na escassez. No momento em que fazemos um movimento e nos sentimos em unidade com o universo e a natureza, em totalidade, dirigimo-nos à abundância do universo e milagres começam a acontecer.

UMA ATIVIDADE PARA VOCÊ

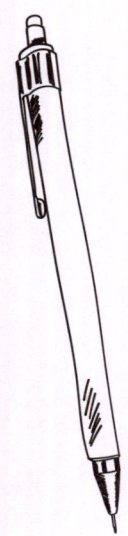

Quando peço para as pessoas sorrirem para os problemas, muitas me criticam. Mas se eu ficar de mau humor, com raiva, triste, amaldiçoando a vida, vai resolver o quê? A única pessoa que vai sofrer com isso sou eu. Prefiro ter um problema como amigo do que como inimigo. Primeiro porque vou sofrer menos. E, segundo, porque com certeza ele é meu amigo. Só um amigo conseguiria fazer o que ele fez para mim. Faça uma lista com os problemas que você considera ter atualmente em sua vida e pense em como eles trazem importantes aprendizados para você. Quais novos ângulos você pode observar em cada problema?

FÉ INABALÁVEL
e indispensável
DIA 5

Hoje quero falar com você sobre a fé. O respeito às crenças alheias e às culturas diferentes nos ensina profundamente. Reflita comigo: se formos capazes de nos abrir, perceberemos que é possível retirar algo bom de todas elas. Penso que a **espiritualidade é livre**! Ela vai em direção à totalidade do que a gente realmente é. Já a religiosidade é cheia de regras e dogmas. Nem todo mundo que tem religiosidade tem espiritualidade. A espiritualidade não se liga a nenhuma religião.

A bandeira branca que representa a paz no Oriente Médio, por exemplo, é a mesma que representa a paz em todo lugar do mundo. O mesmo acontece com Deus!

Deus é Deus, independentemente da religião que se escolha seguir, e em qual parte do mundo você esteja. Quando medito, sinto-me em paz e entro em contato com Deus. Eu posso me conectar a Ele de qualquer forma. Temos o livre--arbítrio de fazer qualquer caminho, mas qualquer caminho que não tenha Deus não é bom.

A espiritualidade torna-o livre para escolher qualquer caminho. Toda a sua história, tudo o que você viveu, deu o embasamento para você ser o que você é hoje. As pessoas que têm fé oram e meditam, adoecem menos, e quando precisam passar por qualquer intervenção, se recuperam melhor e com mais facilidade.

PÍLULA DE CONSCIÊNCIA

Quando você ora, fala com Deus. Mas quando medita, você escuta Deus. Tecnicamente, para meditar você precisa escutar seu silêncio. A meditação é o momento em que você se conecta consigo mesmo, e consequentemente com Deus. Quando você se conecta consigo mesmo, você se conhece, e a partir daí não quer guerra com mais ninguém.

FÉ NÃO É PEDIR PARA DEUS O QUE EU QUERO, É ACEITAR QUE DEUS ESTÁ ME DANDO O QUE EU PRECISO!

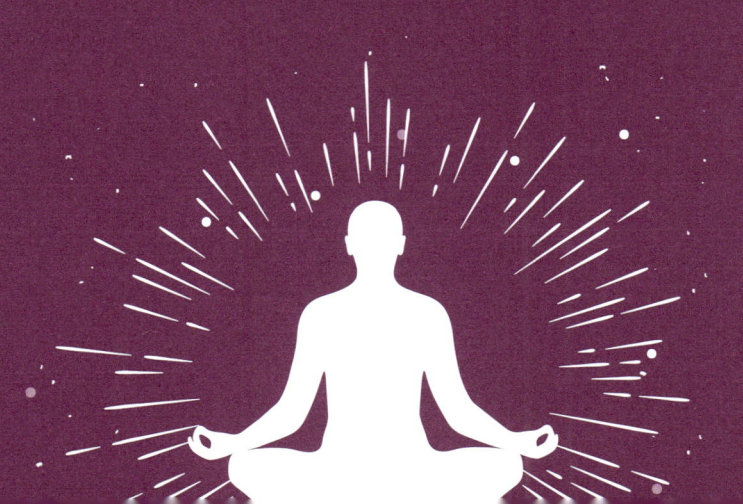

PARA REFLETIR

Em nossa vida não há como controlar muitas coisas, mas, mesmo assim, a gente tenta fazer isso. E essa constante tentativa nos leva a um estado de sofrimento. É preciso aceitar a vida e o que ela nos oferece. Faça uma lista daquilo que você tenta controlar atualmente, mas não consegue. Olhe para o que escreveu, pense e anote o que poderia fazer para aceitar melhor cada uma dessas situações.

_____
_____
_____
_____
_____
_____
_____
_____
_____
_____
_____
_____
_____
_____
_____

MEDITAÇÃO GUIADA

Estou muito feliz que você tenha conseguido chegar até aqui, no quinto dia de meditação. Espero que consiga reconhecer o esforço que fez e a disciplina e boa vontade que teve para isso. Parabéns! Reconheça cada degrau que subiu, pois foi seu mérito.

Convido você a fazer um exercício que chamamos de balanceamento. Sente-se de maneira confortável e olhe fixamente para uma de suas mãos. Mantenha o foco apenas nela.

Agora permita que a outra mão relaxe e vá encontrando o balanceamento correto para você, o equilíbrio entre o seu lado direito e esquerdo. Sinta a simetria entre os dois lados. Eu o convido a fazer esse exercício por alguns dias, talvez três dias consecutivos.

Então, olhe para uma das mãos fixamente e permita que a outra relaxe. E, agora, antes de começarmos a meditar, quero que observe o equilíbrio entre seu lado direito e esquerdo. Comece a achar uma maneira com a qual você continue de uma forma relaxada.

Arrume seu corpo na cadeira, de um modo que possa refletir esse balanço, o equilíbrio. Respire profundamente, devagar e da forma mais amorosa que você conseguir. Feche os olhos. Enquanto respira, coloque sua atenção no seu peito, que se expande com a entrada do ar nos pulmões. Sinta eles se enchendo. Observe como o seu corpo relaxa a cada vez que você expira, deixando ir, livremente, tudo aquilo que não serve mais. Sinta o peso do seu corpo em contato com a superfície onde você está sentado.

Sinta seus pés, suas mãos, seus braços relaxados, como fez nos dias anteriores. Tire um momento para perceber alguns sons, escute cada um deles, os ruídos, o silêncio, e vá se acostumando com o espaço que está à sua volta. Para ajudá-lo, respire e conte um. Expire pela boca, conte dois. Respire profundamente e, devagar, conte três. Abra a boca e expire, conte quatro. Faça isso até chegar ao número dez. Se por acaso você se perder, se distrair, comece a contar novamente a partir do um até o dez.

Agora, vá trazendo de volta a sensação do seu corpo em relação ao local onde você está sentado. Sinta seus pés, seus braços e suas mãos. Escute os sons, perceba os cheiros. Talvez você sinta gosto na boca. Apenas traga sua atenção para as sensações físicas.

Respire de modo profundo e vá abrindo os olhos. Espreguice o corpo, alongue-se. Observe o que sentiu hoje. Conseguiu perceber a sensação boa de equilíbrio entre o lado direito e o esquerdo? Teve a consciência da simetria entre os dois lados? Registre essa sensação.

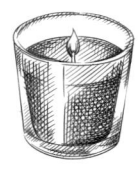

UMA ATIVIDADE PARA VOCÊ

O que gera sofrimento nas pessoas é justamente não aceitar o que Deus está oferecendo a elas. No momento em que aceita o que a vida lhe apresenta, você para de sofrer. Diante disso, anote quais são as situações que atualmente o fazem sofrer em sua vida. Escreva os motivos pelos quais você sofre com cada um dos pontos que elencou. Agora, anote quais atitudes você pode tomar para evitar o sofrimento causado por tais situações.

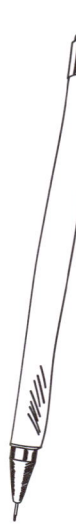

DIA 6

POSITIVIDADE como hábito diário

Diga para mim: você se considera uma pessoa positiva? Para chegar a uma resposta sincera, reflita sobre suas atitudes no dia a dia.

Para conseguir alcançar resultados positivos, primeiro precisamos saber o **porquê** de estarmos agindo como agimos e **para quê**? É preciso ter responsabilidade pelas escolhas, saber para onde elas vão levá-lo. Ou pelo menos ter uma ideia que faça sentido para você e para todos os envolvidos.

Não se esqueça: tudo é uma questão de ter um propósito e não desistir dele.

A meditação traz você para o momento presente, coloca-o em conexão com os pensamentos positivos, com a confiança, com a fé, com a alegria, com a segurança e com a criação. Por isso, depois de apenas alguns dias praticando, você consegue sair do estado de sofrimento.

Se você quer mudar a sua vida de verdade, comprometa-se. Toda mudança significativamente feliz é uma questão de comprometimento com nós mesmos.

PÍLULA DE CONSCIÊNCIA

Em tudo o que me proponho realizar, sempre começo com o objetivo de fazer a diferença na vida de uma pessoa. Penso que se eu conseguir ajudar mais gente vai ser muito bom, mas, mesmo que eu auxilie uma só pessoa, isso já me deixa realizado. E você, como age?

NÃO SABE
O QUE FAZER?
FAÇA O BEM!

PARA REFLETIR

Tenha consciência. E se ainda não tem, busque ter. Conscientize-se dos seus comportamentos, das suas crenças limitantes, dos seus pensamentos sombrios e se responsabilize por eles. Quando nos dispomos a enxergar o que não está agradando, nos movimentamos para transformar. É preciso assumir a responsabilidade pela própria vida. Faça uma lista daquilo que não o agrada e pense como pode mudar para algo positivo.

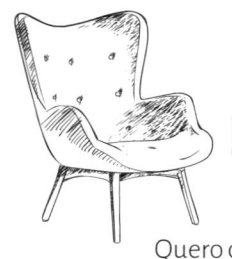

MEDITAÇÃO GUIADA

Quero convidá-lo a se sentar de uma forma confortável, numa cadeira ou no chão. Hoje, preste atenção especial e note se há alguma sensação mais forte em seu corpo.

Verifique se as sensações físicas são boas e confortáveis. Caso haja alguma que seja desconfortável, leve seu foco amorosamente para essa parte. Imagine o ar entrando nessa região e agradeça por ela ter se manifestado. Concentre-se na sua respiração.

Sinta o que acontece. O que quero mostrar a você é que, em vez de resistir a esse desconforto físico, você deve simplesmente aceitá-lo. Imagine o ar entrando nessa parte do seu corpo e flua com ele. Use-o a seu favor.

Vamos começar a respiração com os olhos abertos. Fique com o queixo alinhado, mantendo o olhar em um ângulo de 45 graus em relação ao chão. Fique atento apenas ao espaço à sua volta. Sinta onde você se encontra agora. E, quando estiver pronto, respire profundamente, devagar e amorosamente, lembrando-se de inspirar pelo nariz e de soltar o ar pela boca. Com a próxima respiração, gentilmente, feche os seus olhos.

Fique mais atento para as diferentes sensações físicas que você sente agora. O peso do seu corpo em relação ao local em que está sentado. Sinta também os seus pés, as mãos e os braços descansando sobre as pernas ou seu colo. Sem tensões. Nesse momento, escute os sons, os ruídos, os barulhos, talvez até o silêncio.

Apenas se lembre de permitir que os sons cheguem até você, sem nomeá-los. E no momento em que perceber que a mente está vagando, com muito amor, apenas volte a sua atenção. Traga-a de volta e concentre-se no seu corpo.

Nesse momento, você pode verificar todo o seu corpo. Como está se sentido hoje? Alguma sensação de leveza, talvez de alívio? Qualquer sensação é um ótimo sinal. Um sinal de que você pode meditar. Localize as áreas do seu corpo onde você sente conforto e leveza.

Para ajudá-lo, mentalmente, inspire e conte um. Abra a boca, expire e conte dois. Inspire novamente, de forma profunda e amorosa, e conte três. Abra a boca e deixe sair, livremente, o ar que está nos seus pulmões e conte quatro. Siga assim até chegar ao número dez.

Vá trazendo a sua atenção para o seu corpo. Comece a perceber os sons. Gentilmente, abra os olhos e se espreguice. Conscientize-se do aprendizado que alcançou com esta meditação.

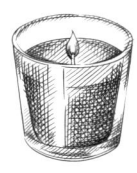

UMA ATIVIDADE PARA VOCÊ

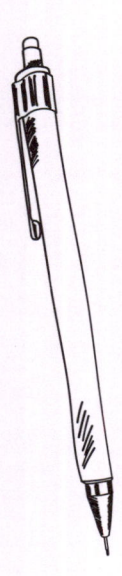

Comprovadamente, algumas melodias criam uma harmonia sutil em nível celular e outras causam o inverso. Experimente deixar bem baixinho na sua casa, uma hora pela manhã e uma hora pela tarde, canto gregoriano. Ele sobe as frequências de energia do ambiente e consequentemente melhora a vibração de quem está nele. Liste outras iniciativas que você pode integrar à sua rotina diária para tornar sua vida mais positiva. Estabeleça prazo para colocar cada uma dessas ideias em ação.

DIA 7 PROPÓSITO *de vida*

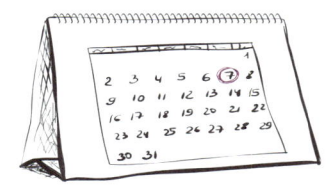

Muitas vezes, quando estamos em busca de um propósito de vida, não o encontramos dentro de nós. Propósito, na verdade, é algo muito simples: basta sair do sofá e **fazer o bem**! É tornar o mundo um lugar um pouquinho melhor utilizando seu talento. Aquele que está feliz e realizado com a própria vida e com os caminhos que escolheu percorrer em geral está focado no seu propósito.

Tal pessoa só descobre qual é esse propósito quando decide colocar o seu talento a serviço do bem e passa o praticá-lo com amor. A sua vida ganha um real significado. Deus nos dotou de talentos e dons. **Ofereça o dom que recebeu** e o talento que você desenvolveu durante sua vida, da forma que você puder. Aos poucos, dedicando-se nesse caminho de fazer algo bom com aquilo que nos foi concedido de graça, o dinheiro vem, junto com o reconhecimento e a gratidão daqueles que tiveram a felicidade de comprovar os frutos das nossas ações.

PÍLULA DE CONSCIÊNCIA

Sonho é aquilo que faz os seus olhos brilharem, é o que dá energia, gás, coloca você para cima. Quando a gente está em baixa, de baixo-astral, querendo desistir de tudo, o que nos levanta é o sonho.
Se não sabe qual é o seu sonho, só com um trabalho de autoconhecimento você conseguirá dar um significado para a sua vida.

SEJA QUAL FOR A SUA PROFISSÃO, TRABALHE COM AMOR. MESMO QUE VOCÊ NÃO GOSTE DO QUE FAZ, FAÇA COM AMOR. PORQUE SÓ A PARTIR DO AMOR VOCÊ ENCONTRARÁ O SEU PROPÓSITO DE VIDA.

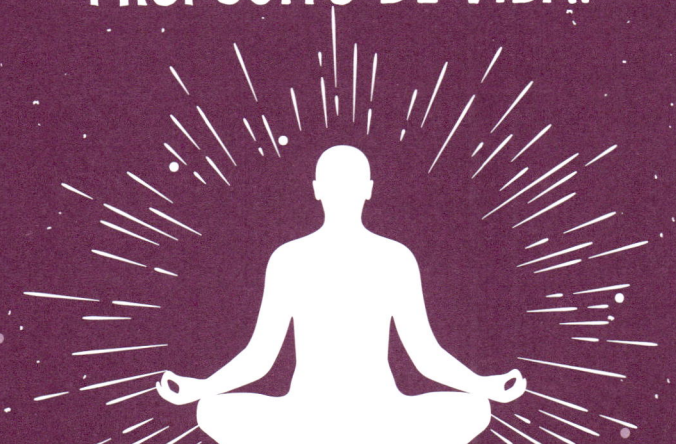

PARA REFLETIR

Você precisa se reconectar e ter consciência de quais são os seus sonhos de vida. São eles que vão levantá-lo quando você cair, por exemplo. Liste abaixo quais são os seus sonhos e, com isso, busque compreender qual é o seu propósito de vida.

_____
_____
_____
_____
_____
_____
_____
_____
_____
_____
_____
_____
_____
_____
_____
_____

MEDITAÇÃO GUIADA

Bem-vindo à sétima meditação. Sente-se de uma forma confortável. Mantenha os olhos abertos, olhando em um ângulo de 45 graus para o chão.

Alinhe seu queixo e respire profundamente, devagar e da forma mais amorosa que conseguir. Lembre-se de inspirar pelo nariz e expirar pela boca. Imagine, visualize e sinta um céu azul-claro. Que esse céu faça você se sentir sereno e tranquilo.

Com essa imagem na mente, vá fechando os olhos amorosamente. Imagine, visualize e sinta como se estivesse sentado em uma sala de cinema, com uma tela branca à sua frente onde você coloca os seus pensamentos, sentimentos e as suas experiências.

Talvez apareçam nuvens, mas elas não pretendem nos atrapalhar ou nos distrair, especialmente se há variedades de nuvens, fofas e cheias. É assim que a mente se parece quando está calma. Clara, serena e feliz. Mas a vida nem sempre é fácil.

Algumas vezes há mais nuvens no céu. Algumas vezes elas podem ser escuras. Podemos até começar a pensar em uma chuva forte. Mas tudo bem, apenas relaxe, sinta e vá silenciando a mente. Comece a levar a sua atenção para o seu corpo. Observe e sinta se existe alguma parte onde existe tensão. Em vez de resistir a ela, leve seu foco para essa região do corpo e imagine o ar entrando nessa área. Vá observando o que acontece, à medida que você faz isso.

Agradeça. Sim, agradeça por essa tensão ter se manifestado. Permita que ela se vá, da mesma forma que ela veio.

Vá fazendo uma revisão por todo seu corpo. É provável que você esteja mais atento à qualidade das emoções, dos sentimentos. Isso faz você viver o momento presente. Inspire pelo nariz, de forma profunda e devagar, e conte um. Abra um pouco a boca, deixando sair livremente tudo o que está nos seus pulmões, e conte dois. Novamente respire pelo nariz e conte três. Faça isso até o número dez.

Agora, apenas permita que a sua mente esteja completamente livre. Sem nada para fazer. Como se você entrasse em um vácuo. Respire profundamente pelo nariz e solte o ar pela boca. Vá trazendo sua atenção de volta para o seu corpo, para as sensações físicas.

Perceba o contato do seu corpo com o local em que está sentado. Sinta os pés, as mãos e escute os sons. E, no seu tempo, quando estiver pronto, abra os olhos. Dedique um minuto para apreciar seus sentimentos. Observe se a ideia do céu azul-claro ajudou você.

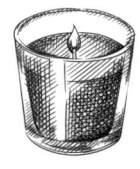

UMA ATIVIDADE PARA VOCÊ

O autoconhecimento é um processo longo. É preciso reconhecer as sombras e as luzes que temos dentro de nós e, a partir daí, buscar o melhor caminho a seguir, a nossa real missão. Anote quais são as suas principais sombras. Em seguida, escreva quais estratégias de autoconhecimento poderiam ajudá-lo a atenuá-las.

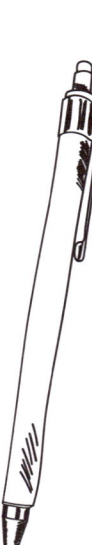

DIA 8 — Oportunidade DE MUDANÇAS

O que **provoca mudanças** na sua vida? O principal ponto para qualquer mudança – de comportamento, sentimento ou de história – é a consciência. Ao nos conscientizarmos de nossas limitações, paramos de terceirizar a culpa e assumimos nossas tristezas, raivas e impaciências. Consequentemente, a tendência natural é de que comecemos a buscar recursos para solucionar essas limitações. Isso nos remete às crises de transformação, algo do qual já tratamos. Quando absorvemos aprendizados das crises, evoluímos.

Porém, se não aprendemos com as crises, é como se ficássemos em recuperação em uma matéria na "escola" da vida. Os nossos problemas e dificuldades nos remetem a tomar consciência do que precisa ser mudado. Algumas vezes, porém, **temos apego** a histórias do passado e não queremos abrir mão delas. Com isso, é como se, ao longo da vida, a pessoa assumisse a postura de um camelo, carregando uma sobrecarga nas costas. E ela vai levando chibatadas, mas seguindo adiante. Só trabalho e dinheiro parecem importar.

Em determinado momento, no entanto, isso dá lugar à postura do leão, ocasião em que o indivíduo dá um urro e se rebela, querendo se libertar daquele excesso de peso em suas costas, representado por histórias, dificuldades e dores, sendo que algumas nem são dele. Nesse momento, caímos na terceira postura, a da carência da criança, que quer reconhecimento e amor. Quem não olha e cuida dessa carência repete um padrão e volta para a postura do camelo, carregando os problemas nas costas até que o leão surja novamente.

PÍLULA DE CONSCIÊNCIA

Cuidar das carências de sua criança interior, por meio do autoconhecimento, é o que permite que cada pessoa consiga fazer transformações maravilhosas em sua vida. E isso se reflete no aspecto pessoal, afetivo e profissional. Mas se não olhamos para essa carência e não cuidamos dela, vamos ficar repetindo os padrões eternamente em nossa vida.

CADA CRISE
QUE SURGE EM NOSSO
HORIZONTE É UMA
OPORTUNIDADE DE
MUDANÇA E ADAPTAÇÃO
A UMA NOVA REALIDADE
APRESENTADA.

PARA REFLETIR

Muita gente vive na postura do camelo, trabalhando feito um condenado, somente pensando em ganhar dinheiro e carregando o mundo nas costas. Porém, em algum momento a carência da criança irá se revelar. Anote abaixo aquilo que você considera que são os seus traumas que formam a carência de sua criança interior. Que estratégias você pode adotar para se autoconhecer e mudar para melhor?

_____

_____

_____

_____

_____

_____

_____

_____

_____

_____

_____

_____

_____

_____

MEDITAÇÃO GUIADA

Seja bem-vindo. Quero convidá-lo a se sentar da forma mais confortável possível, seja no chão ou numa cadeira. Mantenha o queixo alinhado, os olhos abertos e em um ângulo de 45 graus, olhando para o chão. Preste uma atenção especial a seus sentimentos.

Isso pode soar um pouco estranho, mas, normalmente, estamos tão ocupados no dia a dia, fazendo e pensando em tantas coisas, que nos esquecemos de notar como realmente estamos nos sentindo. Meu convite é que sinta as suas emoções, sem julgamentos.

Nós estamos treinando a sua mente para sentir. Há um ótimo benefício em sentir as emoções. Tire esse tempo para fechar os olhos, levando a atenção para todo o seu corpo. Conscientizando-se principalmente dos sentimentos que estão escondidos por aí, no seu corpo.

Com os olhos fechados, comece a observar e levar o foco para a sua respiração. Respire de modo profundo, devagar e amorosamente.

Inspire pelo nariz e expire pela boca, deixando sair tudo o que está nos seus pulmões. Respire conscientemente. Fique atento às suas sensações físicas. Comece observando o contato do seu corpo com o local em que você está sentado. Tenha a atenção plena no seu corpo em contato com a cadeira, com o chão ou com a almofada. Sinta também as suas mãos descansando sobre suas pernas ou sobre o seu colo. Você pode começar a escutar os sons, os ruídos, os barulhos ou o silêncio. Tenha atenção plena neles.

Se por acaso a sua mente começar a vagar e surgirem pensamentos, você já sabe qual é o caminho. Agradeça por eles terem se manifestado e permita que cada um se vá, da mesma forma que vieram. E gentilmente traga a sua atenção para o seu corpo e para a sua respiração.

Para ajudá-lo a manter o foco na sua respiração, vamos àquela contagem que já fez antes. Inspire profundamente e devagar pelo nariz e conte um. Abra a boca, deixando sair livremente tudo o que está nos seus pulmões, e conte dois. Novamente, respire pelo nariz e conte três. Faça isso até o número dez.

Mantenha sua atenção plena somente nessa respiração e nessa contagem. Deixe de lado o foco em qualquer coisa e permita mais uma vez que sua mente esteja desocupada. Deixe-a livre. Como se mais uma vez você entrasse em um vácuo. A sensação do tudo ou do nada.

Experimente fazer uma respiração diferente. Inspire profundamente e devagar pelo nariz. Mas agora prenda a respiração. Abra a boca e deixe sair livremente tudo o que está nos seus pulmões e fique sem respirar. Repita esse processo.

Conscientize-se das sensações, dos sentimentos e do aprendizado que você teve nessa meditação. Escute os sons, sinta o local onde você está. No seu ritmo, abra os olhos. Por um minuto, reflita sobre essa meditação, o que aconteceu, o que foi útil e bom para você.

UMA ATIVIDADE PARA VOCÊ

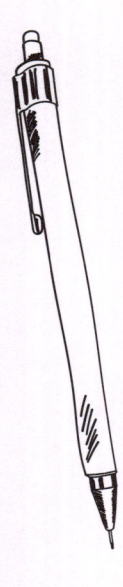

Olhando para sua vida, quais foram os momentos nos quais você se lembra de ter ficado emocionalmente congelado? Pode ser alguma história da sua infância ou algo em um passado mais recente. Anote abaixo as passagens que marcaram você nesse sentido. Depois, listé quais atitudes você tomou para curar as marcas desses momentos ou quais estratégias você pode tomar para fazer isso a partir de agora.

_____

_____

_____

_____

_____

_____

_____

_____

_____

_____

_____

_____

_____

_____

DIA 9 É POSSÍVEL viver em equilíbrio

Ao longo da vida, a **maior distância** que eu já percorri foi entre a minha cabeça e o meu coração — há mais de vinte anos, essa frase surgiu para mim ao final de uma meditação. Porém, se eu for medir o espaço existente entre a ponta do meu queixo e o meu peito, daria menos de um palmo.

Você tem facilidade ou dificuldade para lidar com as questões do coração? Tenho certeza da necessidade obrigatória nos dias atuais de termos **inteligência emocional**. Estou falando de pessoas que têm a habilidade de reconhecer, validar e gerenciar os seus sentimentos, independentemente se eles são positivos, negativos, bons ou ruins.

O que nos faz felizes e bem-sucedidos está no ponto de equilíbrio entre pensar e sentir, portanto, entre o bom uso do cérebro e do coração. Muitos de nós foram criados para evitar a manifestação das emoções e incentivados para o uso da razão. Nossa evolução, entretanto, também está ligada à maneira como nos relacionamos com nossos sentimentos, inclusive diante de situações dolorosas, tristes ou decepcionantes. Para que possamos fazer boas escolhas em nossa vida, é importante buscar o ponto de equilíbrio entre a razão e a emoção.

PÍLULA DE CONSCIÊNCIA

No passado, fomos educados a desenvolver estratégias racionais, a fim de sufocar nossas emoções e, assim, desviar dos sentimentos de dor e desprazer. Por essa lógica, ao pensar racionalmente, evito sentir. Mas nosso processo de crescimento emocional e espiritual está ligado à validação e ao reconhecimento dos nossos sentimentos, inclusive da dor. Por isso, precisamos aprender a sentir, algo fundamental ao nosso desenvolvimento.

Uma frase para o seu dia

A SABEDORIA ESTÁ NO CAMINHO DO MEIO, ENTRE O BOM USO DA CABEÇA E DO CORAÇÃO. É ISSO QUE NOS CONDUZ À FELICIDADE E AO SUCESSO.

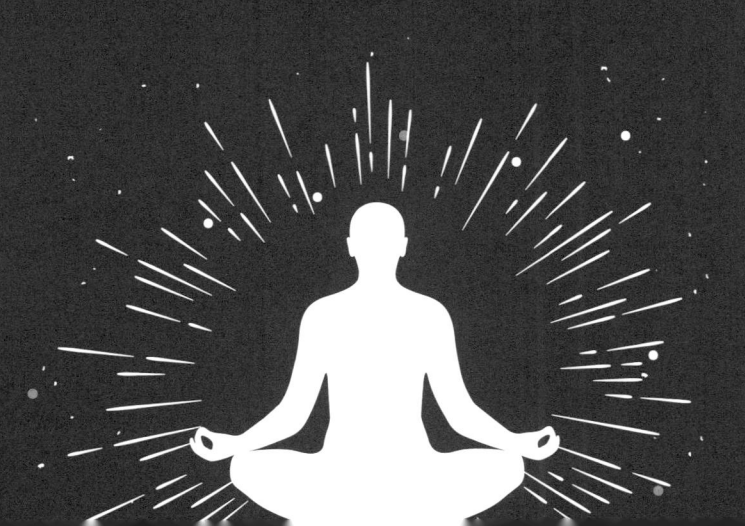

PARA REFLETIR ⟆⟆⟆⟆

Como vimos, a maior parte das pessoas não é incentivada a demonstrar suas emoções e isso traz diversas consequências ao longo da vida. Em geral, você considera que consegue identificar como está se sentindo e manifestar suas emoções para os outros? O que poderia fazer hoje para ter um equilíbrio maior entre seus pensamentos e sentimentos?

_____

_____

_____

_____

_____

_____

_____

_____

_____

_____

_____

_____

_____

_____

MEDITAÇÃO GUIADA

Essa meditação se dedica ao alinhamento dos sete *chakras*, os centros de conversão de energia do corpo. Toda a respiração será feita pelo nariz e em três ou seis tempos. Inspire e, mentalmente, conte um, dois, três. Prenda o ar e conte um, dois, três. Solte o ar pelo nariz e conte até seis. Se, ao prender o ar, você sentir algum desconforto, pule essa etapa. Apenas inspire, contando até três e, imediatamente, solte o ar, contando até seis.

Sente-se da forma que for mais confortável para você, seja no chão, seja em uma almofada, cadeira ou poltrona. É importante sustentar a coluna, porém se você tiver dor nas costas ou problema nessa região, encoste em algum lugar que o deixe ereto. Alinhe o queixo e feche os olhos. Mantenha atenção plena na sua respiração. Inspire, prenda o ar e expire.

Coloque o foco na região do períneo. Imagine a cor vermelha. Inspire, prenda o ar, sinta a energia do vermelho na região. Solte o ar. Conduza sua atenção a um ponto abaixo do umbigo. Imagine a cor laranja. Inspire, prenda o ar, sinta a energia do laranja, solte o ar. Depois, concentre-se em um ponto acima do umbigo. Imagine a cor amarela. Inspire, prenda o ar, sinta a energia do amarelo, e expire. Então, leve sua consciência para seu coração. Imagine a cor verde. Inspire, prenda o ar, sinta a energia do verde, e solte o ar.

Agora leve o foco para a região da garganta. Imagine o azul-claro, inspire, prenda o ar, sinta a energia do azul-claro, e solte o ar. Em seguida, mantenha sua atenção em um ponto entre as sobrancelhas. Imagine o azul-escuro, inspire, prenda o ar, sinta a energia do azul-escuro, e solte o ar. Logo depois, concentre-se num ponto no topo da sua cabeça. Imagine o lilás, inspire, prenda o ar, sinta a energia do lilás, e solte o ar. Por último, leve sua consciência para um ponto um palmo acima da sua cabeça. Imagine a cor branca e inspire. Prenda o ar, sinta a energia do branco, e expire.

Agora, coloque sua atenção em um ponto de luz localizado no universo mais longínquo. Imagine um fio de luz dourada, fino como um cabelo, vindo do ponto até você. O fio toca o alto da sua cabeça, com amor, espiritualidade e conhecimento dos seres de outras dimensões.

Respire e permita que essa energia dourada passe pela sua cabeça, seguindo pela coluna vertebral, até o seu períneo. Ela alcança cada *chakra*, energizando, harmonizando, limpando e equilibrando. Atravessa você e desce em direção ao centro da Mãe Terra.

Nesse momento, você sente que é o canal entre o Céu e a Terra. E, com essa integração no seu coração, em silêncio, você faz uma oração, de acordo com a sua crença. Respire, profunda e amorosamente, e abra os olhos, enquanto sorri.

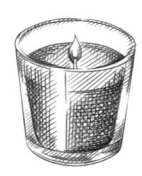

UMA ATIVIDADE PARA VOCÊ

Boas atitudes e boas escolhas vêm do equilíbrio entre o racional e o emocional. Avalie como você se encontra no caminho entre a cabeça e o coração. Anote abaixo pontos positivos e negativos em relação aos seus pensamentos e sentimentos. Depois, trace algumas ações práticas para buscar mais equilíbrio entre essas duas áreas.

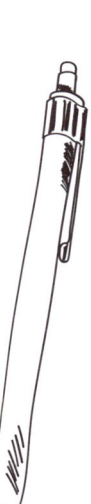

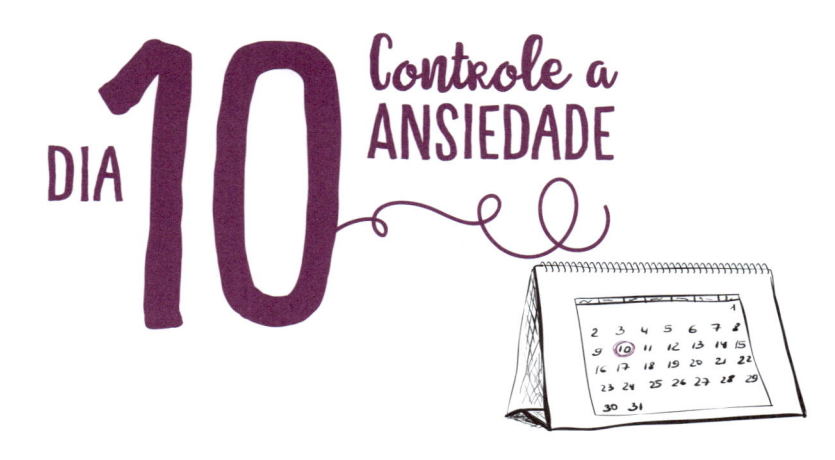

DIA 10

Controle a ANSIEDADE

ão tenho dúvida de que a ansiedade se tornou **o mal do século**. Responda: você conhece alguma pessoa do seu relacionamento que não seja ansiosa no mundo atual?

Porém, antes de continuarmos, quero fazer uma diferenciação. Em alguns momentos da minha vida, eu "estou" ansioso. Por que digo isso? Quando alguém afirma "sou ansioso", isso impregna sua identidade, o que dificulta qualquer transformação e gestão da ansiedade. Porém, quando a pessoa assume que em alguns momentos específicos ela fica ansiosa, isso se torna um comportamento.

Essa mudança de enfoque facilita o **gerenciamento** da situação. De maneira geral, as pessoas sofrem pelas coisas que um dia aconteceram em suas vidas, ou pelo futuro, se torturando antecipadamente por aquilo que irão viver. Além disso, a ansiedade também está ligada a alguns medos humanos que são muito comuns. Um deles é de não sermos bons o suficiente em alguma área da via. Pode ser na área profissional, pessoal, afetiva etc.

O outro é o medo do amor. Medo de não viver o amor ou de perder aquele que você vivencia. Como não podemos eliminar o medo nem a ansiedade, resta administrá-los. O autoconhecimento, como a terapia, por exemplo, é um excelente recurso. A meditação e as atividades físicas são outras ferramentas que ajudam a gerir a ansiedade.

PÍLULA DE CONSCIÊNCIA

Muitas pessoas têm o hábito de terceirizar as suas responsabilidades, de buscar culpados para tudo. E isso também ocorre com a ansiedade. Então, a pessoa coloca a culpa de estar ansioso na esposa, no gerente do banco ou no político. No entanto, acredite, o responsável pela sua ansiedade é você mesmo.

NÃO CONHEÇO PESSOAS SEM ANSIEDADE. HÁ QUEM ADMINISTRE BEM A SUA, E HÁ QUEM ADMINISTRE MAL. ESTES ÚLTIMOS SOFREM COM ISSO.

Que momentos ou situações em sua vida costumam deixá-lo mais ansioso?
Anote abaixo quais circunstâncias o amedrontam e fazem seus níveis de ansiedade crescerem.
Ao olhar para essa lista, reflita e escreva o que poderia fazer para reduzir esse sentimento.

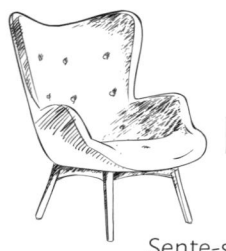

MEDITAÇÃO GUIADA

Sente-se numa posição em que você se sinta confortável, pois isso é importante. Você pode utilizar uma cadeira, poltrona ou até se acomodar no chão. Coloque as suas mãos com as palmas para cima, descansando sobre as coxas. Una cada polegar com o dedo indicador.

Alinhe seu queixo, e passe a inspirar e expirar conscientemente. Uma das coisas que geram ansiedade é uma respiração inadequada. Quando muito acelerada, ela acaba diminuindo a quantidade de ar nos pulmões. Com a respiração, podemos controlar a ansiedade.

Mantenha os olhos abertos. Esvazie os pulmões para começar a respirar. Inspire e, mentalmente, conte um, dois, três. Prenda o ar e conte um, dois, três. Solte o ar pelo nariz e conte até seis. Se, ao prender o ar, você sentir algum desconforto, pule essa etapa. Apenas inspire, contando até três e, imediatamente, solte o ar, contando até seis.

Feche os olhos e concentre-se na respiração. Você não precisa mais fazer a contagem mentalmente, a não ser que sinta necessidade. É importante que você registre a quantidade de ar que coloca nos pulmões. É natural que venham pensamentos; agradeça e volte o foco para a sua respiração. Nesse momento, vá ao encontro da sua ansiedade, lembrando que você não é uma pessoa ansiosa, você apenas está ansioso pela ocasião e pela situação que está vivenciando.

Em vez de fugir da ansiedade, respire profundamente e leve a sua consciência para ela. Eleve o seu pensamento para o que está provocando esse sentimento.

Todo medo e toda ansiedade provocam algum tipo de sensação física. Nesse momento, procure se conscientizar da sensação que você observa no seu corpo. Pode ser um frio na barriga ou uma dor de cabeça, na garganta.

Respire profundamente e da forma mais amorosa que você conseguir. Imagine que o ar está entrando nessa sensação física. Faça três respirações, imaginando que o ar está entrando nessa parte do seu corpo.

Leve sua consciência para um ponto entre as suas sobrancelhas. Coloque sua ansiedade e medo aí. Imagine que ali nasce um ponto de luz e que ele dissolve a ansiedade. A luz vai se intensificando, se tornando tão forte que ilumina a ansiedade.

Você não foge mais da ansiedade, está simplesmente administrando esse sentimento. Imagine, visualize e sinta a chama de uma vela no topo da sua cabeça. No seu ritmo, no seu tempo, sem pressa, abra seus olhos. Espero que você tenha sentido algum benefício.

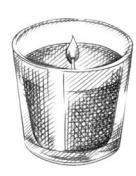

UMA ATIVIDADE PARA VOCÊ

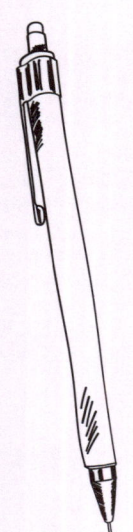

Existem medos considerados racionais, como o temor diante de uma forte tempestade quando estamos dirigindo na estrada, e outros que são irracionais, como o receio de fracassar ou de não ser aceito. Você conhece bem seus medos e como eles criam ansiedade em você? Liste quais são eles e veja em quais categorias se classificam. Com isso, pense nas ferramentas que poderia utilizar para atenuá-los.

DIA 11

SEJA O SEU MELHOR
hoje mesmo

Na vida, uma formiga pode ser tão poderosa quanto um elefante. Porém, se ela ficar tentando se modificar e se adaptar, **se comparando** ao elefante e querendo ser tão grande quanto ele, vai se perder completamente. Em contrapartida, se esse inseto for ele mesmo, aceitar o jeito que é, conseguirá ser realmente poderoso. Se pararmos para analisar, muitos seres humanos têm o péssimo hábito de se comparar a outras pessoas. Mas, no momento que alguém se compara, se perde, pois há apenas duas possibilidades.

Muitas vezes, a pessoa se compara com alguém que está numa situação pior do que a dela. Com isso, ela irá se superestimar, se sentindo a maioral, o que é capaz de causar uma série de problemas. Em outros momentos, poderá se comparar com alguém que está numa situação muito melhor que a dela, e poderá se sentir a pior pessoa do mundo, caso tenha baixa autoestima. Portanto, não devemos nos comparar a ninguém. Se a formiga se compara com um elefante, tende a se sentir extremamente pequena.

As pessoas precisam aprender a fazer o seu caminho de autoconhecimento. Olhar para dentro de si e reconhecer as suas potencialidades, as suas qualidades. Em vez de se comparar aos outros, de competir com as outras pessoas, você pode se comparar a você mesmo. Disputar e competir com você, a fim de melhorar hoje mesmo. De evoluir continuamente. Lembre-se: para ser feliz e bem-sucedido, você precisa assumir quem você é e será. Quem se compara aos outros se afasta da sua verdadeira essência.

PÍLULA DE CONSCIÊNCIA

Cada pessoa é única e insubstituível. Dentro dela, estão todas as qualidades, todas as crenças fortalecedoras, todas as capacidades. Ou seja, ela tem todos os recursos para alcançar os seus intentos e sua plena felicidade. Diante disso, devemos parar de nos comparar exatamente para não nos sentirmos muito melhores ou piores do que ninguém. Seja simplesmente você. Em todas as situações e em qualquer contexto.

Uma frase para o seu dia

O SEU MUNDO EXTERNO É REFLEXO DO SEU MUNDO INTERNO. PARA MUDAR O MUNDO EXTERIOR, VOCÊ DEVE COMEÇAR MUDANDO SEU MUNDO INTERIOR.

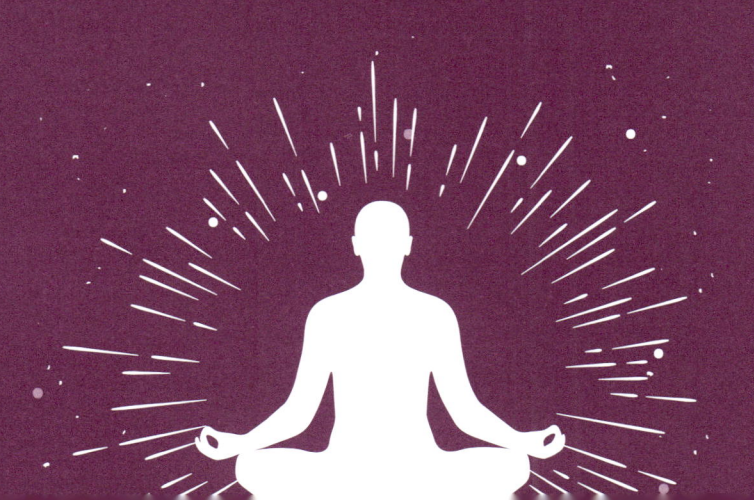

PARA REFLETIR

Mudar dá trabalho e exige esforço. Por isso, anote quais pontos da sua vida você gostaria de aprimorar. Depois de criar essa lista, reflita sobre quais estratégias você poderia adotar para iniciar o caminho de melhoria para cada item anotado.

MEDITAÇÃO GUIADA

Sente-se confortavelmente, pode ser em uma cadeira ou no chão. Mantenha a sua coluna ereta, com o queixo alinhado. O objetivo é que você possa criar o mundo que quer em um novo ciclo. Lembre-se: o mundo externo é reflexo do seu mundo interno.

Portanto, nossa intenção é que você possa transformar o seu mundo interior em um lugar maravilhoso, para que possa fazer do seu próximo ciclo um mundo maravilhoso. Para começar, mantenha os olhos abertos, em um ângulo de 45 graus em relação ao chão.

Esvazie os pulmões. Inspire e conte até três, mentalmente. Prenda o ar e conte até três. Expire pelo nariz e conte até seis. Repita essa respiração até se familiarizar com esses três tempos: inspire e conte até três, prenda e também conte até três e expire contando até seis. Agora, feche os olhos.

Na próxima vez em que prender a respiração e contar até três, fique atento à expansão da sua consciência, às sensações e às percepções que ficam mais ampliadas. Caso sinta incômodo, respire da forma mais confortável. Volte no tempo e busque na sua memória um momento em que você tenha vivenciado, experimentado e sentido o amor. Pense nos últimos doze meses, em um momento em que tenha vivido o amor. Não importa com quem, onde ou como. Talvez venham lembranças apenas sobre você, mas vibrando na energia do amor.

Pode ser que venham lembranças do seu namoro ou casamento, com seus filhos, sua família ou seus amigos. Reviva esse amor e se conscientize das sensações que esse momento traz. Talvez uma sensação de colo, aconchego ou acolhimento. Integre isso ao seu coração.

Agora, volte no tempo e lembre-se de algum momento em que você tenha sentido gratidão. Pode ter sido por uma coisa muito simples. Gratidão por acordar a cada manhã, pela chuva que cai, pela família, pelos amigos, pelo dom da vida.

E, ao sentir essa gratidão, quais são as sensações que isso traz? Talvez grandiosidade de espírito, leveza, conexão com Deus. Integre essa gratidão ao seu coração.

Volte no tempo e encontre um momento em que você se sentiu em paz. Talvez venham lembranças de você em meditação, numa oração, em comunhão com Deus, em contato com a natureza. Talvez venha uma sensação de plenitude, de que você faz parte do todo, de que você é o todo. Integre esse momento de paz ao seu coração.

Pense nos próximos doze meses com amor, gratidão e paz. Imagine você colocando isso em prática. Se o mundo externo é reflexo do seu mundo interno, você terá amor, gratidão e paz em seu horizonte. Respire profundamente e, com amor, abra os olhos.

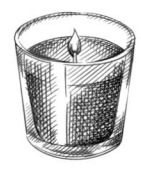

UMA ATIVIDADE PARA VOCÊ

Será que você conhece todas as suas qualidades e potencialidades? Anote aquelas que identifica. Em seguida, converse com familiares ou amigos próximos, as pessoas que o conhecem bem, e elenque outras que talvez nem você tenha percebido de imediato. Com sua lista na mão, avalie como cada qualidade pode auxiliá-lo a melhorar. Estabeleça metas e prazos para fazer com que suas qualidades tornem sua vida mais feliz e próspera.

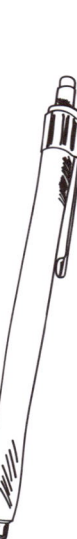

DIA 12

TENHA CORAGEM, *vá em frente*

uero perguntar uma coisa que pode parecer até um paradoxo: você tem coragem de ir ao **encontro dos seus medos**? Ou sente medo de ir ao encontro deles? Pois saiba que isso não é algo que ocorre somente com você ou comigo. A humanidade inteira tem medos, claro. Alguns deles são básicos e estão impregnados em nosso DNA. Como já falamos anteriormente, dois deles são muito recorrentes: o medo de ser insuficiente em alguma coisa e o medo do amor.

O primeiro diz respeito a não ser o bastante em algo. Pode ser o de ser insuficiente como pai ou mãe, de não ser capaz de amar o bastante ou de não ser suficiente profissionalmente, por exemplo. Já o medo do amor se refere ao receio que temos em relação a manifestar esse sentimento, ou seja, o receio de amar ou de ser amado.

Querer simplesmente que um medo desapareça, como num passe de mágica, é algo impossível. Você deve saber que essa possibilidade não existe. Se você tem coragem de começar a trabalhar os seus medos, de ir ao encontro deles, saiba que você vai encontrar recursos que vão ajudá-lo a administrar esses receios. Desde que você esteja à procura disso, acredite: você pode gerenciar e administrar esses medos. Tenha coragem e vá em frente!

PÍLULA DE CONSCIÊNCIA

Há uma colocação célebre de Carl Jung (1875-1961) que afirma o seguinte: "as pessoas farão tudo e alcançarão os limites do absurdo para não encarar a própria alma. Ninguém é iluminado quando imagina figuras de luz, mas conscientizando as trevas". Ou seja, para nos tornarmos iluminados, temos que ter coragem de encarar nossas sombras. Somente a partir disso, começamos a percorrer o caminho de nossa evolução.

Uma frase para o seu dia

QUANDO CADA UM CUIDAR DO SEU JARDIM, CONSEGUIR OLHAR PARA DENTRO DE SI E ARRUMAR A PRÓPRIA CASA, CADA MUNDO SERÁ O MELHOR DOS MUNDOS.

PARA REFLETIR

As nossas limitações existem, mas a tendência natural é de querer eliminá-las. Você já parou para analisar do que você tem medo? Faça uma lista dos seus principais receios em relação ao mundo, à vida. Depois, olhe para cada item e pense como pode trabalhar cada medo e evoluir.

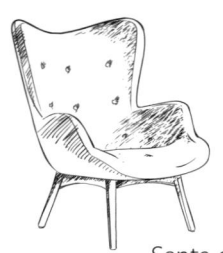

MEDITAÇÃO GUIADA

Sente-se de forma confortável, no chão ou em uma cadeira. É importante que você sustente sua coluna e alinhe o queixo. Inspire pelo nariz, de forma profunda, devagar e amorosa. Ao encher os pulmões, abra um pouco a boca e deixe sair o ar lentamente. A respiração é uma ferramenta poderosa e nos ajuda a entrar em expansão de consciência. Feche os olhos. Sinta o ambiente onde você está. Perceba os sons, os ruídos, os barulhos. A temperatura do local irá ajudá-lo a relaxar.

Mantenha o foco na sua respiração. É natural que venham pensamentos nesse momento. Agradeça se algum se manifestou e permita que ele se vá, da mesma forma que ele veio. E volte o foco para a sua respiração.

Quero colocar para você alguns propósitos para ajudá-lo no seu processo evolutivo, mas não os repita de forma mecânica. Se eles fizerem parte do seu propósito de alma, repita-os. Faça isso em silêncio para você mesmo. Inspire, solte o ar e relaxe. Mentalmente, diga para si mesmo: Eu me proponho a acelerar o meu processo evolutivo. Eu me proponho a ser feliz. Eu me proponho a atender às reais necessidades do meu ser.

Eu me proponho a ter êxito em tudo aquilo que eu fizer, e não me deixar levar pelo orgulho. Eu me proponho não me deixar fascinar pelos bens materiais. Eu me proponho a ter saúde e corpo perfeitos.

Eu me proponho a ficar vigilante com a minha mente, apenas no dia de hoje. A exercer a compaixão e a crescer no amor.

Sinta o seu coração e, a partir dele, diga para si mesmo: eu me proponho a... (complete com aquilo que vier à sua consciência). Respire profundamente pelo nariz e integre o que foi útil e bom para você.

Com uma respiração profunda, vá tomando consciência de todo o seu corpo. Sinta seus pés, sinta as pernas, e mexa um pouco os pés. Sinta as mãos, os braços, e mexa um pouquinho as mãos. No seu ritmo e no seu tempo, abra os olhos.

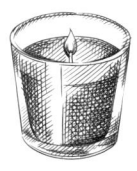

UMA ATIVIDADE PARA VOCÊ

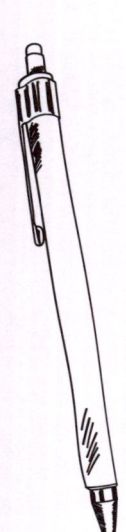

Podemos dividir as pessoas em dois grupos. Há quem congele diante do medo e não consiga agir. E existem outras que, mesmo com medo, conseguem acessar sua coragem e tomar uma atitude. Não há medo bom ou ruim. O que existe é a forma como o encaramos. Com isso, anote como você atua quando sente medo. A partir disso, o que você pode fazer para ter uma atitude mais positiva em relação ao medo? Liste estratégias para evoluir.

DIA 13 — Relacionamentos SAUDÁVEIS

Em sã consciência, qualquer indivíduo quer se relacionar com os outros à sua volta de uma forma equilibrada e saudável. Queremos conviver bem com todas as pessoas: esposa, marido, irmãos, filhos, pai, mãe, sogra, sogro. E, claro, isso vale também para o campo profissional.

De maneira geral, em qualquer relacionamento interpessoal, qualquer que seja a relação humana, as pessoas têm o desejo de **conviver em harmonia** com os outros. E há uma dica de ouro para isso. Perceba: sempre que você começa a conduzir as coisas para o seu ponto de vista, a tendência é que você gere problemas ou crie transtornos nesse relacionamento. Em outras palavras, toda vez que você começar um diálogo já "vendendo a sua ideia", isso tende a criar atritos.

Em contrapartida, quando identificamos algo que é possível acompanhar no diálogo com a outra pessoa, em qualquer tipo de relacionamento, com certeza conseguimos desarmar, harmonizar e equilibrar a relação. Com isso, é perfeitamente possível reduzir os pontos de desentendimento. Como consequência, tudo tende a terminar bem para todos os envolvidos.

PÍLULA DE CONSCIÊNCIA

Se acontece uma discussão e a coisa fica quente, eu tenho que me igualar, não adianta querer apaziguar. Quer que a discussão acabe? Concorde com o outro, mesmo que ele não tenha razão. Quando você concorda, você corta a briga. E consegue, após alguns minutos, reestabelecer um diálogo mais saudável e conduzir a conversa de um jeito mais harmonioso.

NÃO CONVIVEMOS SÓ COM GENTE LEGAL, MAS SIM COM TODO TIPO DE PESSOA. É PRECISO APRENDER A LIDAR COM TODAS ELAS. NÃO DÁ PARA ESPERAR QUE ELAS NOS COMPREENDAM. NÓS É QUE PRECISAMOS APRENDER A RESPEITAR AS DIFERENÇAS.

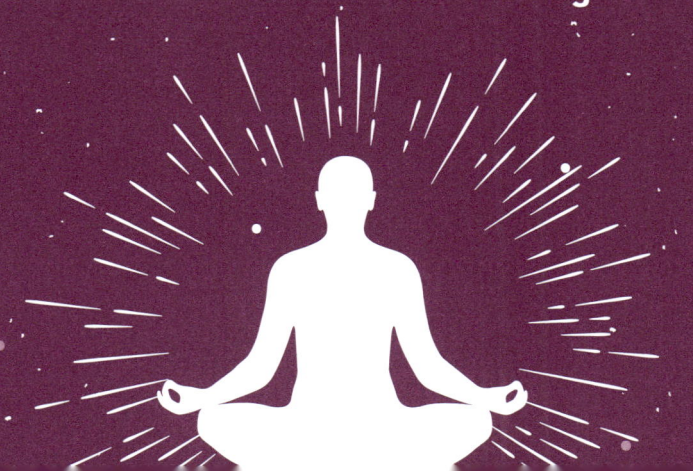

PARA REFLETIR

Faça uma retrospectiva e pense em alguma situação, seja em um relacionamento afetivo, familiar ou profissional, em que tudo deu errado. O diálogo teve atritos e se tornou uma discussão ou briga. Como você agiu durante esse episódio? Tenho 99% de certeza de que você tentava conduzir. Numa discussão, mesmo que você diga "calma!" ao outro, você estará conduzindo. Anote algumas situações em que atritos assim tenham ocorrido. Em seguida, escreva o que poderia fazer de maneira diferente para evitar a discussão.

_____

_____

_____

_____

_____

_____

_____

_____

_____

Sente-se confortavelmente, no chão ou em uma cadeira. Mantenha sua coluna ereta e alinhe o queixo. Inspire pelo nariz, de forma profunda, lenta e do modo mais amoroso que você conseguir, com a consciência de que essa respiração faz você viver o momento presente.

Essa mesma respiração também o coloca em expansão de consciência. E, ao entrar em nesse estágio, é possível acessar outras memórias, outras verdades, adormecidas em você. Amorosamente, feche os olhos. Sinta prazer ao respirar.

Inspire, abra um pouco a boca e deixe ir, livremente, tudo o que está nos seus pulmões. Desapegue. Deixe ir embora o que não serve mais. Em silêncio, faça uma oração que o coloque em contato com o sagrado, o divino que existe dentro de você.

Faça uma oração que o leve ao encontro do seu eixo, do seu centro. Essa meditação tem como objetivo que você possa honrar e refletir sobre todas as suas relações. A nossa gratidão para a Mãe-Terra, que navega segura, no dia e na noite. E para o seu rico, raro e doce solo.

Que assim seja nos nossos pensamentos. A nossa gratidão para as plantas, para as folhas, de colorido mutante, para as raízes sinuosas, que permanecem quietas no vento e na chuva, ou dançam nas ondulações espiraladas das sementes. Que seja assim nos nossos pensamentos. Gratidão para o ar que sustenta a suave andorinha e a silenciosa coruja, ao amanhecer de um novo dia. Como o sopro das canções e a brisa do claro espírito. Que seja assim nos nossos pensamentos.

A nossa gratidão para os seres selvagens que também são nossos irmãos, que nos ensinam os mistérios e os caminhos da liberdade. E compartilham conosco de suas vidas, com coragem e beleza. Que seja assim nos nossos pensamentos.

A nossa gratidão para a água das nuvens, dos lagos, dos rios e das geleiras, cristalizada ou liquefeita, fluindo alegre através de nossos corpos. As suas marés salgadas. Que seja assim em nossos pensamentos.

A nossa gratidão para o sol, que nos acorda no amanhecer. Luz, que pode cegar, brilho que pulsa através dos troncos das árvores, clareia neblinas nas grutas quentes onde dormem os ursos e as serpentes. Que seja assim nos nossos pensamentos.

A nossa gratidão ao grande pai-céu, que guarda em si bilhões de estrelas. E que vai além de todas as imaginações e todos os poderes e, no entanto, faz parte de nós. Ao espaço, nossa mente. Que seja assim nos nossos pensamentos.

Inspire profundamente pelo nariz e vá tomando consciência, integrando o que foi útil e bom para você. Sinta os pés, as pernas, as mãos e os braços. Mexa os pés e as mãos. No seu ritmo, sem pressa, abra os olhos e volte para o aqui e agora.

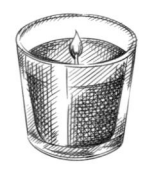

UMA ATIVIDADE PARA VOCÊ

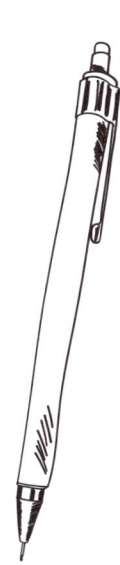

Pense em situações na sua vida em que você se saiu muito bem em seus relacionamentos, que ficou orgulhoso da maneira como atuou, seja na área pessoal ou profissional. Relembre se nessas ocasiões, em vez de conduzir, você não acompanhou a outra pessoa, evitando, assim, atritos. Liste esses momentos e veja como poderia multiplicar essas estratégias para outras situações e outros relacionamentos.

DIA 14 ENTENDA OS CICLOS da sua vida

Toda a nossa vida é feita de ciclos. Isso pode parecer um clichê, mas não é. A maior parte das pessoas sofre exatamente por não ter **consciência** e não viver no **fluxo da vida**. Mas o que é isso? Refiro-me à consciência de que ciclos se fecham para que outros possam se iniciar. Já o fluxo da vida diz respeito a confiar, seja na própria vida, seja em Deus. É preciso compreender que não existe a possibilidade de você viver eternamente feliz. Como afirma Dalai-lama, se você encontrar a sua felicidade eterna, você encontrou seu inferno.

Portanto, curta muito a felicidade que você vive hoje, usufrua muito dela, porque ela vai passar, vai acabar. E, quando passar, isso significa que você nunca mais vai ser feliz? Não! Quer dizer apenas que você vai viver outro ciclo, outra felicidade. Ou seja, não existe a possibilidade de você eternizar um momento feliz. Esses momentos passam. Mas para cada ciclo que se fecha, começa um novo. É preciso dar essa abertura.

Para que possa haver um novo ciclo, é necessário que outro termine. Para entender isso, basta observar a natureza. Ela nos ensina isso o tempo inteiro. Pense nas estações do ano ou na noite e no dia. São ciclos que morrem para que outros nasçam. Também integramos a natureza. Mas quando estamos desconectados do todo, perdemos a capacidade de entrar nesse fluxo da vida e entender seus ciclos. Com isso, sofremos porque nós não temos exatamente a consciência sobre eles. Vejo muitas pessoas sofrendo com a questão do fechamento de ciclos. As pessoas demonstram apego a momentos, a pessoas, a situações da vida. E sofrem demais.

PÍLULA DE CONSCIÊNCIA

Desapegar é algo fundamental para que você viva mais feliz, mais leve. Quem tenta perpetuar um momento de felicidade, apegando-se, não permite que novos ciclos surjam. Portanto, para ter coragem para que outro ciclo se inicie, é preciso desapegar. Temos que ter essa consciência e deixar que os ciclos terminem.

NADA VAI EMBORA ATÉ QUE NOS ENSINE TUDO QUE PRECISAMOS APRENDER.

PARA REFLETIR

Pense em quantos ciclos você já passou em sua vida. Anote alguns que tenham sido felizes e outros que tenham sido difíceis, seja no âmbito pessoal ou profissional. Observe como cada um deles teve seu início e o seu fim. Agora reflita sobre o que aprendeu com cada um desses ciclos. Como você reagiu em cada momento? O que faria de diferente, caso pudesse voltar àquelas situações?

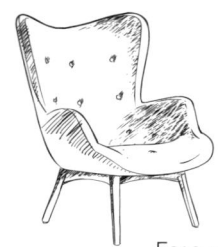

MEDITAÇÃO GUIADA

Essa meditação visa iniciar um novo ciclo, seja de um próximo ano, seja em sua vida. Sente-se confortavelmente. Inspire pelo nariz e conte, mentalmente, até três. Prenda o ar e conte até três. Expire pela boca e conte até seis. Faça cinco ciclos dessa respiração. Feche os olhos.

É natural que surjam sentimentos e pensamentos. Agradeça por eles se manifestarem e volte seu foco para a respiração. Leve sua consciência para a região do períneo. Respire, imagine, visualize e sinta a cor vermelha, preenchendo toda essa região.

Sinta essa região absorvendo toda a energia que a Mãe-Terra pode proporcionar. Leve sua consciência para a região abaixo do umbigo. Imagine, visualize e sinta a cor laranja, preenchendo toda essa região, do abdômen às costas. Sinta a alegria, o prazer e a criatividade.

Suba um ponto a mais acima do umbigo, próximo à boca do estômago. Imagine, visualize e sinta a cor amarela, preenchendo toda essa parte do seu corpo. Sinta o seu relacionamento com todas as pessoas no seu entorno, de uma forma harmônica e amorosa.

Chegue ao seu coração. Imagine uma cor rosa preenchendo essa região, incluindo as costas. Sinta o amor nesse novo ciclo, prevalecendo em todas as situações e em todos os relacionamentos. Vá para a região da garganta. Imagine uma cor azul, como o céu, preenchendo essa região. Sinta, nesse novo ciclo, você falando com amor. Chegue à região das sobrancelhas. Imagine, visualize, sinta o azul índigo, tomando toda a região da sua testa, na frente e atrás. Sinta a intuição, nesse novo ciclo, levando-o por bons caminhos.

Suba até o topo da sua cabeça. Imagine uma cor dourada preenchendo essa região. Pelo alto da sua cabeça, conecte-se com o Pai-Céu. Reconheça que você é um ser espiritual, passando por uma experiência humana. Sinta esse novo ciclo guiado pela sua espiritualidade.

Volte a atenção ao períneo, conecte-se com o vermelho. No ciclo anterior, relembre um momento de conexão com a Mãe-Terra, em que você sentiu que fazia parte do todo. Um momento em que você era a Mãe-Terra. Sinta a energia do mar, das florestas, das montanhas.

Leve a consciência para o seu coração. Conecte-se com a energia rosa. Relembre, no ciclo que termina, um momento em que você tenha vivenciado o amor. Não importa quando, como, com quem. O que importa é voltar ao passado e reconhecer um momento de amor.

Conecte-se com a região entre as suas sobrancelhas e com o azul índigo, preenchendo toda essa região. Vá se conectando com o poder da intuição. Relembre um momento do ciclo que se termina durante o qual você se permitiu ser guiado pela intuição.

Imagine uma flor de lótus azul índigo nascendo entre as suas sobrancelhas. Ela cria abundância em todas as áreas da sua vida. Imagine, visualize e sinta o próximo ciclo e você realizando-o com grande abundância. Respire, tome consciência do seu corpo e abra os olhos.

UMA ATIVIDADE PARA VOCÊ

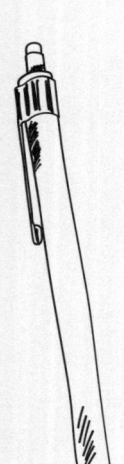

Pense nos próximos ciclos que você irá viver. Imagine ciclos bons e alguns mais desafiadores. Anote o que você poderá fazer diante de momentos felizes e de situações em que precisará de paciência e sabedoria. Quais estratégias você pode utilizar para desapegar de cada um desses ciclos? O que aprendeu com o passado que pode ser aplicado nos próximos ciclos da sua vida?

_____

_____

_____

_____

_____

_____

_____

_____

_____

_____

_____

_____

_____

_____

DIA 15

Use o seu PODER PESSOAL

Mente e corpo são um só sistema. Naturalmente, quando você muda a sua mente, por consequência, o seu corpo também muda. Ou, quando você muda o seu corpo, consequentemente, a sua cabeça também muda. Em geral, quando a gente fica baixo-astral, com baixa energia, vive um momento triste, um momento não tão bom da vida, a tendência é que o nosso corpo acabe acompanhando esse mesmo sentimento. Com isso, você fica cada vez pior.

Mas o que quero dizer e mostrar é que, por meio do seu corpo, da sua atitude, da sua postura física, você pode **mudar a sua cabeça**. Quando eu lido com um momento de baixo-astral ou tristeza, algo que faz parte da vida, eu procuro fazer mais atividade física, me esforço mais para meditar, jogar tênis. São atividades que me dão muito prazer. Além disso, todo um processo químico é liberado quando fazemos atividade física. Portanto, automaticamente, quando mudo minha postura física, a minha tristeza diminui ou vai embora.

O baixo-astral desaparece nessas ocasiões, porque eu consegui entrar em um outro estado emocional e psicológico. Com certeza ele é muito mais adequado para que eu alcance resultados melhores. Você pode mudar sua cabeça, um estado psicológico e emocional, ou seja, um estado interno, a partir da sua postura física. Portanto, saiba usar a sua mente e seu corpo com consciência para ter dias mais produtivos e felizes. E como fazer isso? Buscando o seu caminho de autoconhecimento.

PÍLULA DE CONSCIÊNCIA

Todos nós precisamos ser mais inteligentes emocionalmente e usar tudo o que Deus nos ofereceu. Você é uma pessoa inteligente e tem uma cabeça em cima do pescoço, mas que não está aí somente para enfeitar. É para pensar! E você também tem um corpo que é o melhor veículo para passar por este plano terreno. Devemos saber usar todo esse potencial.

VOCÊ É MAIS FORTE E MAIS CAPAZ DO QUE IMAGINA. E A CONQUISTA DOS SEUS OBJETIVOS DEPENDE APENAS DE VOCÊ!

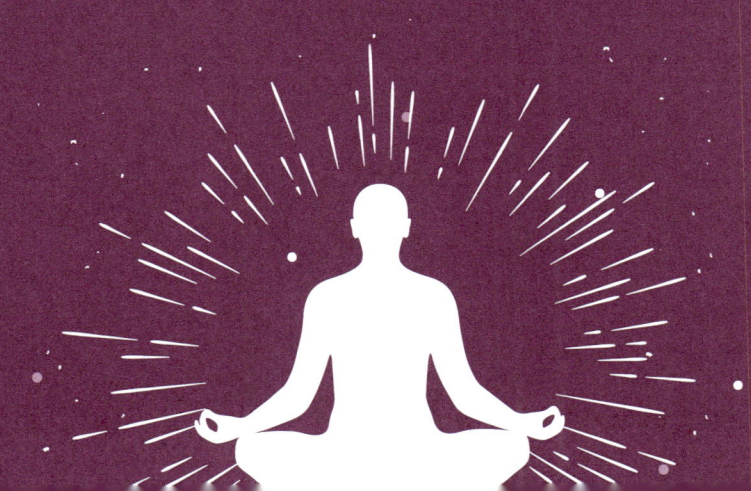

PARA REFLETIR

O que você costuma fazer quando está triste ou se sentindo infeliz? Anote as últimas vezes em que esteve com baixo-astral por algo que aconteceu. Diante dessa lista, o que você poderia fazer de diferente? Estabeleça estratégias de ações para cada um dos momentos que elencou e avalie quais atitudes corporais ou mentais poderia adotar para mudar seus resultados diante de situações similares no futuro.

MEDITAÇÃO GUIADA

Vamos fazer uma breve meditação. Encontre uma posição cômoda e confortável. Pode ser sentado em uma cadeira ou em um banquinho ou no chão, se preferir, em uma almofada ou de joelhos. Deixe as suas mãos descansando, onde quer que elas estejam.

Você pode posicionar a sua língua no céu da boca ou deixá-la solta, de forma que fique totalmente confortável. Mantenha as costas eretas e sustente a sua coluna sem tensioná-la. Respeite e honre o seu corpo, pois é nele que você habita.

Respirando profundamente, alinhe o queixo. Amorosamente, feche seus olhos. Inspire pelo nariz e solte o ar também por ele. Faça mais três respirações profundas. Perceba como está o seu corpo, de dentro para fora. Note também a forma dele.

Perceba ou sinta o peso do seu corpo e deixe-se relaxar. Quais são as sensações que você percebe nesse corpo nesse momento? Sinta o toque da pele em contato com a sua roupa. Sinta o seu toque em contato com a superfície do chão ou da cadeira.

Relaxe qualquer área de tensão que você ainda sinta ou perceba. Respire nesse lugar. Comece a sintonizar a sua respiração, sentindo o fluxo natural dela. E observe onde você sente a respiração em seu corpo. Pode estar no abdômen, no peito ou na garganta. Ou você pode sentir a respiração nas narinas. Mas sinta as sensações dela. Um suspiro de cada vez. Quando uma respiração termina, a próxima começa. Ao fazer isso, é possível que você perceba também a sua mente. Note se ela está vagando ou se está tensa.

Se sua mente ainda estiver com pensamentos e preocupações, gentilmente ofereça a ela a possibilidade de dois comandos: pensando ou vagando. E então, ao observá-la novamente, perceba como ela está. Você pode até responder mentalmente se ela está pensando ou vagando.

Gentilmente, redirecione sua atenção de volta para a respiração. Quando perceber que um pensamento está surgindo, mentalmente, dê o comando: vagando. E coloque a atenção na respiração.

Continue inspirando e exalando. E ouça o seu silêncio. Fique nele. Seja gentil com você nesse processo de respirar. Permita-se ser feliz. Sinta-se feliz. Mais uma vez, você pode notar o seu corpo. E perceba que ele todo, sentado, onde você está, está mais e mais relaxado.

Sinta o corpo relaxado e sua mente tranquila e feliz. Imprima em si mesmo essa sensação, de tranquilidade e felicidade. E perceba onde, em você, existe a sensação de alegria e amorosidade. Respire nesse lugar. Reverencie e agradeça o seu corpo por lhe permitir isso.

Tendo as mãos e os pés relaxados, coloque sua atenção neles. Mexa um pouco os pés e as mãos. Sinta-os. Vá tomando consciência de todo o seu ser. Integre tudo o que foi útil e bom para você nesse momento. Aos poucos, no seu ritmo, abra os olhos.

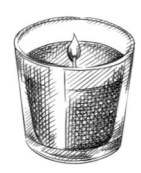

UMA ATIVIDADE PARA VOCÊ

Quais são as atividades físicas e mentais que você costuma realizar em sua rotina? Faça uma lista daquilo que você faz com seu corpo e cérebro atualmente e que lhe traga sensação de bem-estar. Em seguida, anote outras atividades que gostaria de fazer, mas nunca fez. Pode ser ioga, meditação ou qualquer outra. Pense em como poderia incluir algumas novas atividades em sua vida, considerando onde poderia fazer, com quem etc. Avalie os benefícios que essas novas práticas poderiam trazer para sua rotina.

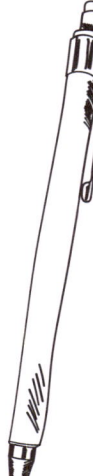

DIA 16

Estado de sofrimento ou um belo estado de ser? FAÇA SUA ESCOLHA

O que é o estado de sofrimento? Algo que todos nós já vivenciamos desde a pré-história. Estresse, raiva, tristeza, medo, insegurança... Tudo isso pode ser resumido em uma só coisa: estado de sofrimento. Por que vivenciamos tudo isso? Porque não aceitamos o que a vida nos oferece. No momento em que você resiste ao que a vida apresenta e começa a querer controlar as pessoas e tudo que está no seu entorno, entra em estado de sofrimento. Começa a se estressar, sentir raiva, insegurança, tristeza, medo e, consequentemente, sofre.

Como sair desse ciclo? Primeiro, você deve **encarar suas verdades**. Olhar para dentro de si e reconhecer seu medo, sua insegurança, seu estresse. Admitir que você é um ser que quer controlar as pessoas e os fatos, e que é centralizador. No momento em que você assume esses comportamentos limitantes, começa o processo de cura.

A partir do momento em que você toma consciência disso, do que limita os seus comportamentos, das histórias de crenças que você tem, existe a possibilidade de começar a reverter esse quadro.

PÍLULA DE CONSCIÊNCIA

Ninguém tem o poder de nos fazer felizes ou infelizes. Se você quer sair do estado de sofrimento, deve parar de olhar para fora e buscar o seu caminho de autoconhecimento. É preciso parar de olhar apenas para o próprio umbigo e dar um grande passo em sua evolução. Sinta o seu coração para conseguir encontrar o seu caminho, longe do sofrimento.

Uma frase para o seu dia:

NÃO SE ESTRESSE COM O QUE VOCÊ NÃO PODE CONTROLAR.

PARA REFLETIR

Agora que conversamos sobre o estado de sofrimento, reflita se você costuma terceirizar a culpa pelo que ocorre com você ou se tem o hábito de olhar para dentro de si e admitir as suas responsabilidades. Relembre e anote alguns momentos em que tenha culpado os outros pelos seus fracassos e outras ocasiões em que tenha feito o contrário: assumido que aquilo que ocorre com você é fruto das suas escolhas e atitudes. Diante dessa lista, pense em como poderia agir diferente no futuro, a partir dos seus erros e acertos.

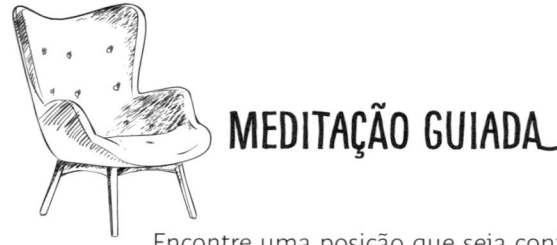

MEDITAÇÃO GUIADA

Encontre uma posição que seja confortável para você. Pode ser sentado em uma cadeira ou em uma poltrona, em uma almofada ou, se preferir, no chão. Deixe as suas mãos descansando, ao lado do corpo ou sobre as suas pernas, com as palmas voltadas para cima.

Vamos fazer um exercício para sair de um estado de sofrimento. Trata-se de uma técnica que aprendi na Índia e quero compartilhar com você, pois é muito simples. Muitas vezes, as pessoas buscam coisas gigantescas e mirabolantes sem necessidade.

Quero que você aprenda a respirar com consciência, uma vez que isso vai fazer uma grande diferença na sua vida. A partir de hoje, dedique três minutos do seu dia para treinar, com disciplina e boa vontade, esse pequeno exercício de respiração.

Quando sentir que está em um estado de sofrimento, respire profundamente por três vezes, sustentando a coluna e alinhando o queixo. Inspire pelo nariz, encha primeiro o abdômen, depois o tórax e os pulmões. Assim que enchê-los, expire o ar também pelo nariz.

Ao inspirar, conte, mentalmente: um, dois, três. Ao expirar, conte um, dois, três, quatro, cinco, seis. Repita isso por três vezes. Após a terceira respiração, leve a sua consciência para o sentimento que você está vivenciando agora. Por exemplo, se estou ansioso, vou levar minha consciência para a ansiedade. Se estou com medo ou estressado, faço a mesma coisa.

Não vou fugir da emoção, levo a consciência para ela e continuo a respirar como o combinado. Na sequência, imagine a chama de uma vela, uma luz entre as suas sobrancelhas.

Siga respirando, sempre de forma profunda, lenta e da maneira mais amorosa que conseguir. Agora, imagine essa chama ou luz no centro do seu cérebro. Imagine, visualize e sinta a chama dessa vela iluminando todo o seu cérebro.

Se você se empenhar de verdade, com total consciência, certamente vai conseguir entrar em um estado de tranquilidade, paz, amor-próprio, calma e segurança. Consequentemente, irá alcançar um estado de beleza interna.

E, nesse estado, com certeza você consegue ter uma outra atitude, mais centrada e mais alinhada, em relação aos desafios da vida. Para ter essa postura mais assertiva com os problemas da vida, experimente exercitar sua consciência.

Você precisa fazer um esforço consciente para realizar essa mudança. Se agir no automático, provavelmente vai cair no estado de estresse novamente, porque é o que a humanidade vem fazendo desde a pré-história.

Assim que vivenciar novamente um processo de estresse, faça todo esse movimento que acabamos de compartilhar. Repita uma, duas vezes, por dez, trinta dias, para que você possa internalizar essa técnica. Com certeza, alguma coisa vai mudar.

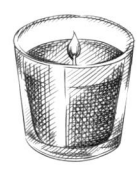

UMA ATIVIDADE PARA VOCÊ

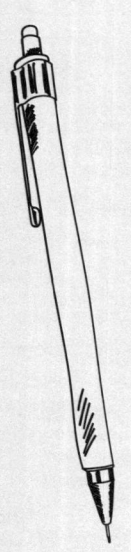

O que costuma causar estresse, raiva, insegurança, tristeza ou medo em você? É capaz de identificar aquilo que o coloca em estado de sofrimento? Anote algumas ocasiões em sua vida que isso tenha se manifestado e busque relacionar os sentimentos e suas origens. Em seguida, pense como poderia atenuar esse sofrimento, assumindo sua responsabilidade e deixando de terceirizar a culpa.

_____

_____

_____

_____

_____

_____

_____

_____

_____

_____

_____

_____

_____

_____

DIA 17 ABUNDÂNCIA e prosperidade na vida

A gora quero compartilhar dicas para que você possa entrar no fluxo de abundância infinita que existe no universo, pois muitas vezes nos desconectamos dele. A primeira dica é: reconheça as suas conquistas. Temos o péssimo hábito de focar no erro, mas devemos fazer o contrário. Olhe para a sua história e reconheça conquistas e falhas para que aprenda com elas, pois nada acontece por acaso. Cada passo, de sucesso ou fracasso, é vital para que você possa dar um **salto de crescimento**. Isso é extremamente curador e terapêutico.

Outra dica é sentir gratidão genuína por absolutamente tudo o que acontecer na sua vida, tanto as coisas boas quanto as menos agradáveis. Como nada acontece por acaso, tudo o que ocorre, seja positivo, seja negativo, bom ou ruim, está de alguma forma preparando você para algo muito maior e melhor. Portanto, sinta gratidão por tudo. Vá além. Tenha um caderno à mão para que, a cada noite, antes de dormir, você possa parar por um minuto e refletir sobre o que ocorreu naquele dia. Reflita sobre algum motivo pelo qual você pode se sentir grato.

Uma terceira dica é se relacionar com as pessoas do seu convívio a partir do coração, pois é o amor que cria a conexão entre as pessoas. À medida que você colocar essas dicas em prática todos os dias e exercitá-las, você vai entrar em um fluxo de abundância infinito.

PÍLULA DE CONSCIÊNCIA

Falamos da importância da gratidão, mas sempre reforço que, ao agradecer, devemos ter o cuidado de não querer "negociar com Deus". Ou seja, há pessoas que se dizem gratas por tudo, como um estilo de vida, com o objetivo de fazer um papel de bonzinho, mas gratidão não é isso.

Uma frase para o seu dia

AGRADEÇA A CADA "NÃO" QUE O FEZ OLHAR A VIDA POR OUTRA PERSPECTIVA E O FEZ BUSCAR NOVOS CAMINHOS.

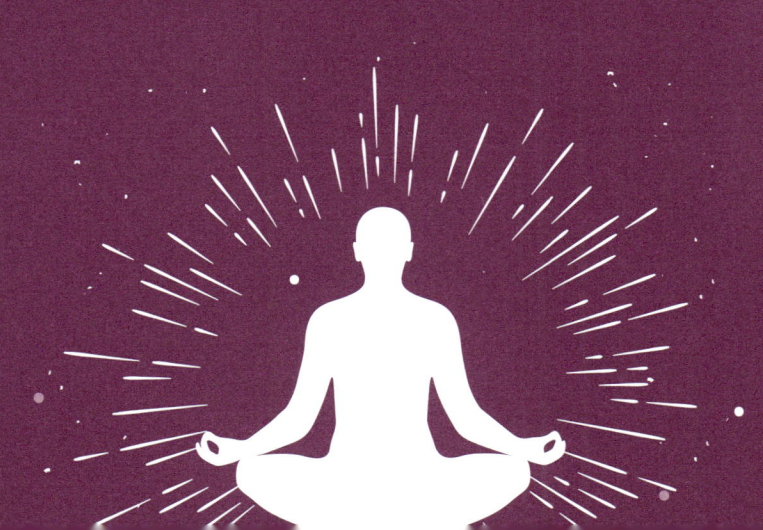

PARA REFLETIR

Em geral, carregamos muito ressentimento de pessoas com as quais convivemos por fatos que já aconteceram. Quando vivemos com mágoa ou raiva, somos nós que nos tornamos o maior prisioneiro disso. Portanto, por amor-próprio, aprenda a perdoar, tanto você mesmo quanto os demais. Anote algumas das ocasiões que o magoaram no passado. Observe a lista e pratique o perdão em relação a cada uma dessas situações. Liberte-se.

MEDITAÇÃO GUIADA

Se conseguiu chegar até esta meditação, parabéns, pois, com certeza, o mérito é seu. Você precisa reconhecer esse caminho e seu esforço. Se chegou até aqui, acredito que tenha condições de aprofundar um pouco mais nesse processo meditativo.

Você vai perceber que esta meditação tem uma proposta bem diferente. É uma meditação do silêncio. Vou ajudá-lo inicialmente. E depois deixarei que você fique em silêncio. Minha sugestão é que, no momento do silêncio, você mantenha o foco na respiração.

Inspire pelo nariz e expire o ar pela boca. É natural que a mente se distraia. Se isso ocorrer, agradeça e permita que ela volte, amorosamente, para o foco na sua respiração. Faça da mesma forma se vierem pensamentos no momento em que você estiver em silêncio.

Sente-se de uma forma confortável, no chão ou numa cadeira. Sustente a sua coluna, alinhe o queixo. Mantenha os olhos em um ângulo de 45 graus voltados para o chão. Ao inspirar pelo nariz, conte, mentalmente, um. Ao expirar pela boca, conte dois. Vá assim até o dez.

Agora, com amor, feche os seus olhos. A partir deste momento, concentre-se apenas na sua respiração. Respire profundamente, devagar e da forma mais carinhosa que conseguir. Inspire pelo nariz, expire, deixando o ar sair lentamente pela boca, e escute o seu silêncio. Voltarei a falar com você dentro de alguns minutos.

(Fique em completo silêncio por cerca de dez minutos.)
Respire profundamente pelo nariz, solte pela boca. E vá voltando, amorosamente, sem pressa, para o aqui e o agora. Encha bem os pulmões. Sinta seus pés e suas pernas. Sinta suas mãos e seus braços. Mexa um pouco as mãos e os pés. Com amor e delicadeza, dê uma espreguiçada. Com uma respiração bem profunda pelo nariz, integre tudo aquilo que foi útil e bom para você nesta meditação. Sem pressa, no seu ritmo e no seu tempo, vá abrindo os olhos.

É importante que você, de alguma forma, registre as sensações, os sentimentos e, principalmente, o seu aprendizado com este exercício.

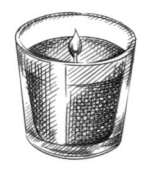

UMA ATIVIDADE PARA VOCÊ

A última dica para se conectar com a abundância é fazer um trabalho emocional para tranquilizar o ego. O ego necessita de reconhecimento, precisa aparecer. Porém, para viver em um processo de abundância, em todos os sentidos, o ego não precisa se manifestar. Anote os momentos em que ele se manifesta. De posse dessa lista, pense em como poderia agir para acalmá-lo.

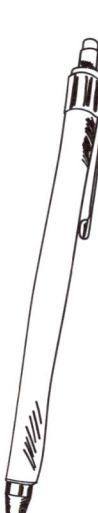

DIA 18

Atraindo BOAS ENERGIAS

"Que haja amor, compaixão e paz entre todos os seres do universo." Esse mantra veio de presente para mim no final de uma meditação, há muitos e muitos anos. Nesse dia, fiquei muito feliz e, na hora, o escrevi. Comecei a meditar em cima disso. Desde que isso ocorreu, venho trabalhando consistentemente e de forma muito consciente, com o objetivo de contribuir para "que haja amor, compaixão e paz entre todos os seres do universo". Nesse longo caminho, fazendo essa campanha, eu venho refletindo e quero compartilhar essas reflexões com você.

Não sei qual é o conceito que você tem de **mantra**, mas eu passei a fazer desse também uma **afirmação positiva**. Se por acaso você não estiver acostumado com mantras, pode fazer o mesmo: "que haja amor, compaixão e paz entre todos os seres do universo". Durante o dia, em todo o tempo em que estou acordado, por muitas e muitas vezes, repito essa afirmação positiva.

Isso me fez refletir. Entre vibrar no medo, na insegurança, ansiedade, tristeza, raiva ou em qualquer outra emoção que não seja tão positiva, é melhor vibrar para "que haja amor, compaixão e paz entre todos os seres do universo". Faço essa afirmação durante minha caminhada, na corrida, no final de uma meditação, quando paro por um minuto, em frente ao meu altar. Talvez não dure nem cinco segundos, mas recitar esse mantra tem me ajudado muito a atrair exatamente essa frequência de energia positiva. Por isso, compartilho esse hábito com você.

PÍLULA DE CONSCIÊNCIA

Nosso cérebro funciona como uma grande antena. É impossível ligar a TV, ver um programa que não agrada e ficar nesse canal. Certamente ou você muda de canal ou desliga a TV. Se a frequência em que você vibra não agrada, qual é a sua decisão? Você tem a possibilidade de mudar ou desligá-la, se não estiver legal.

USE OS MOMENTOS
DE REFLEXÃO
PARA SE TORNAR
MELHOR, NÃO PIOR.

PARA REFLETIR

Avalie quais são os pensamentos mais frequentes na sua vida. Você os considera positivos e agradáveis? Será que eles são construtivos e ajudam a sua vida a se tornar cada vez melhor? Anote quais são os pensamentos que você por vezes tem, mas que, reconhecidamente, não lhe agradam. Observe sua lista e reflita sobre pensamentos que possam substituí-los, para que sua frequência vibratória se torne melhor e mais positiva.

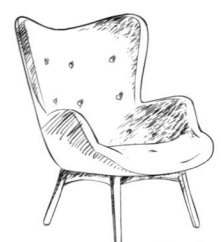

MEDITAÇÃO GUIADA

Sente-se de forma confortável, na cadeira ou no chão. Mantenha a coluna ereta, alinhe o queixo. Inicialmente, olhe em um ângulo de 45 graus para o chão. Inspire pelo nariz e solte pela boca.

Antes de entrar na sua casa, que é um espaço sagrado, limpe os pés. Eles vêm carregados de muitas coisas em que você pisou. Naturalmente você não quer levar isso para dentro de casa. Porém será que você limpa os "pés" da sua mente e da sua alma antes de entrar no espaço sagrado que é o seu lar? Ou o seu trabalho?

O objetivo deste exercício é permitir que você crie um campo de energia apropriado para o seu lar ou para o seu trabalho. Quero lembrar que o pensamento cria um campo de energia. A intenção cria um campo de energia. Tudo é energia.

O convite é que você possa, nesse momento, se responsabilizar pela energia que você quer dentro do seu lar ou trabalho. Que você se responsabilize por criar esse campo de energia. A harmonia e o amor necessários.

Feche os olhos. Mantenha a coluna ereta. Respirando conscientemente, inspire pelo nariz. Ao expirar, abra um pouco a boca e deixe sair tudo o que está nos seus pulmões, lembrando que o pensamento e a intenção criam um campo de energia. Por isso, inspire, com a intenção de levar para todas as células do seu corpo o amor, a compaixão e a paz. Abra um pouco a boca, deixando sair livremente tudo o que está nos seus pulmões com a intenção de liberar o que não irá ajudá-lo: a ansiedade, as preocupações, o nervosismo. Relaxe.

Mantenha a respiração profunda, devagar, amorosa e consciente. Sinta seus pés no chão, ou imagine-os no chão. Faça a conexão com a Mãe-Terra. Pelo alto da cabeça, faça a conexão com o Pai-Céu. Nesse momento, coloque-se como um canal entre o céu e a terra.

Colocando-se como esse canal, em silêncio, faça uma oração que o coloque em contato com o divino, com o sagrado que existe em você. Faça a oração e fique em silêncio por cerca de cinco minutos.

Agora respire. Não sei em que você acredita, mas, neste momento, você pode pedir a presença do seu anjo, do seu mestre, do seu guia, do seu mentor, do seu xamã. Ao sentir essa visita, você pode, da forma mais adequada, reverenciá-lo.

Leve sua consciência para um ponto de luz no universo mais longínquo. Imagine, visualize e sinta esse ponto de luz formando uma pirâmide dourada envolvendo seu lar ou seu trabalho. Sob a proteção dessa pirâmide, estejam presentes apenas seres de luz.

Que aconteça o melhor para todas as pessoas presentes sob a proteção dessa pirâmide dourada. Confie, entregue, receba e agradeça. Confie porque vai acontecer o melhor, sempre. Respire profundamente, tome consciência do seu corpo, abra os olhos.

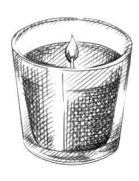

UMA ATIVIDADE PARA VOCÊ

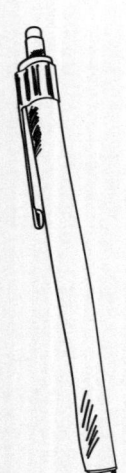

No seu dia a dia, o que você tem feito para melhorar a sua energia, seja do corpo, seja da mente ou da alma? Reflita sobre tudo o que tem feito nesse sentido. Anote as iniciativas que você tem atualmente. Em seguida, olhe a sua lista e amplie com tarefas que você pode incluir para fazer com que sua energia seja cada vez mais positiva. Trace estratégias e prazos para colocar em prática aquilo que você determinou aqui.

_____

_____

_____

_____

_____

_____

_____

_____

_____

_____

_____

_____

DIA 19
Uma vida com mais ESPIRITUALIDADE

O que é a espiritualidade? Ela nos prova que os encontros da vida não são casuais. Sempre há um resgate ou aprendizado. Quando isso não é feito, a história se repete. E uma hora a gente se reencontra. Mas carma não é castigo. Trata-se de uma oportunidade de aprender algo que ainda não aprendemos, de fazer diferente e alcançar resultados melhores. Temos que aprender a arcar com as consequências dessas escolhas. É preciso parar de culpar os outros e nos responsabilizarmos pela nossa vida.

Há meios para acessar a espiritualidade e sair do estado de sofrimento. Um deles é se conectar a algo maior, e se agarrar a uma causa que dê **real significado** à sua vida. Espiritualidade é você começar a se conectar com a sua identidade total. É quando você passa a compreender que você é o Universo, é o Planeta Terra, é a Natureza. Mas enquanto você se sentir desconectado disso, você seguirá caminhando contra o fluxo do Universo, continuará maltratando a

Natureza e emitindo vibrações negativas para o Planeta e para si mesmo.

Nesse sentido, outra coisa que gostaria de citar é a sabedoria, algo que a gente só adquire com vivência. Ela não vem da escola e nem da faculdade. Sabedoria exige tempo de vida! No fundo, o que todo mundo quer é ter para sempre o vigor de um jovem. A verdadeira sabedoria, no entanto, está em saber usar a bagagem adquirida com os anos para conquistar uma qualidade de vida, que não necessite, propriamente, do vigor físico, mas que acrescente em nós espiritualidade e fé.

PÍLULA DE CONSCIÊNCIA

Quando medito, sinto-me em paz e entro em contato com Deus. Eu posso me conectar a Ele de qualquer forma. Todos nós temos o livre-arbítrio para fazer qualquer caminho. Mas qualquer trajeto que não tenha Deus, não pode ser bom. A espiritualidade o torna livre para escolher qualquer caminho, desde que nesse trajeto exista Deus, esse será bom.

Uma frase para o seu dia

A INTELIGÊNCIA ESPIRITUAL É A CAPACIDADE DE ESTABELECER UMA CONEXÃO COM A TOTALIDADE.

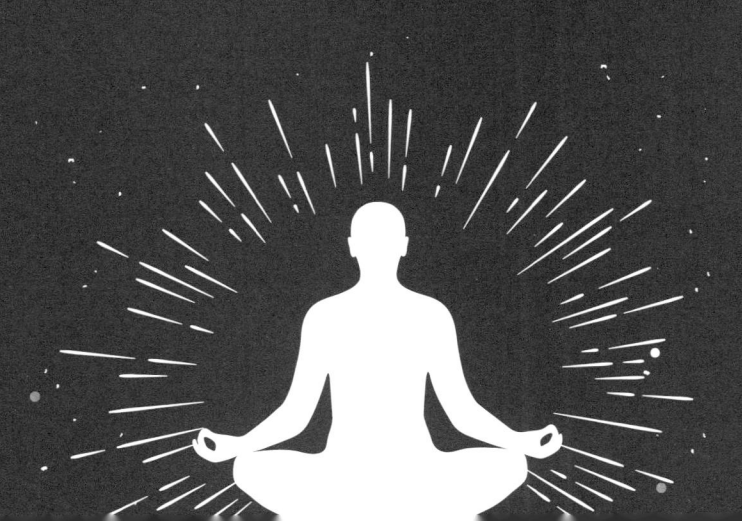

PARA REFLETIR

Pare e pense em como você manifesta a sua espiritualidade atualmente. Anote tudo aquilo que você faz diariamente para o seu aprimoramento espiritual. Diante da sua lista, avalie o que poderia e gostaria de fazer para ampliar esse empenho. Considere como e quando pode integrar novas iniciativas para a sua espiritualidade.

MEDITAÇÃO GUIADA

Sente-se confortavelmente, da melhor forma para você, no chão ou numa cadeira. Sustente a sua coluna, alinhe o queixo e respire conscientemente. Por um minuto, mantenha os olhos abertos, olhe em um ângulo de 45 graus para o chão.

Nesse momento, concentre-se na sua respiração. Inspire pelo nariz, da forma mais profunda, lenta e amorosa que conseguir. É normal que venham pensamentos ou sentimentos. Agradeça por eles se manifestarem, mas permita que eles partam.

Volte o foco para a sua respiração. Essa meditação tem por objetivo trabalhar a paz mundial. Que você, por meio da meditação, seja esse canal para promover a paz no mundo. Feche os olhos. Atrás dos seus olhos fechados, tenha, nítida e clara, a imagem da Mãe-Terra.

Mentalize essa imagem do tamanho que quiser, seja o de uma bola de futebol ou gigantesca. O importante é que você a tenha muito clara. Leve sua consciência para o seu coração. Respire, imaginando o ar entrando no seu coração.

Mentalize, simultaneamente, a imagem da Mãe-Terra e o seu coração, o seu amor. A paz no mundo começa dentro de mim, quando eu me aceito de corpo e alma, e reconheço os meus defeitos com paciência e calma. E em vez de me fragmentar em mil pedaços, coloco-me inteiro no que penso, sinto e faço. Sou passageiro no tempo e no espaço, sem nada para levar que possa me prender. Sem medo de errar e com toda vontade de aprender. Sempre.

A paz no mundo começa entre nós, quando eu aceito o seu modo de ser, sem me opor ou resistir e reconheço suas virtudes, sem invejá-lo, sem me retrair. E faço das nossas diferenças a base da nossa convivência. Em lugar de dividir em mil personagens, consigo vê-lo inteiro, nu, real, sem nenhuma maquiagem. Companheiros da mesma viagem, no processo de aprendizagem do que é ser humano.

A paz no mundo começa quando as palavras se calam e os gestos se multiplicam. Quando se reprime a vergonha e se expressa a ternura, o amor. Quando se repudia a doença e se enaltece a saúde e a cura. Quando se combate a normalidade que virou loucura e se estimula o delírio de melhorar a humanidade, de construir uma outra sociedade, baseada no relacionamento humano, no amor, no amar. Porque essa é a regra, e não mais a exceção.

Respire profundamente e sinta como essas palavras reverberam dentro de você.

Que você seja a mudança que quer ver no mundo. Imagine, visualize e sinta a Mãe-Terra sendo envolvida por um manto de luz dourada. Para que haja amor, compaixão e paz entre todos os seres do universo. Respire, vá integrando o que foi útil para você. Sinta os pés, as pernas, mexa um pouco os pés. Sinta as mãos, os braços, mexa as mãos. Sinta todo o seu corpo. Abra os olhos.

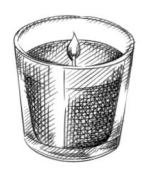

UMA ATIVIDADE PARA VOCÊ

Atualmente, na sua casa, existe algum espaço onde você possa se dedicar à sua espiritualidade? Caso a resposta seja negativa, pense como poderia criar esse local, mesmo que seja pequeno. A ideia é ter um ambiente em que você possa se dedicar à sua espiritualidade. Anote o que você gostaria que tivesse nesse local e como ele seria. Caso já exista algo assim na sua casa, pense como poderia melhorá-lo, para aprimorar sua espiritualidade.

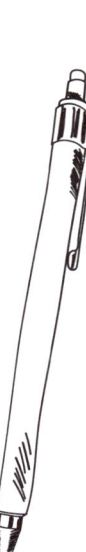

DIA 20

Sinta o AMOR INCONDICIONAL

H oje quero falar para você sobre amor incondicional. O que significa isso? É o amor pleno, completo, absoluto, que não impõe condições ou limites. Quem ama de forma incondicional não espera nada em troca. O amor está em primeiro lugar. No entanto, em um relacionamento afetivo, raramente vemos o amor incondicional. Em geral, amamos, mas existem condições para poder amar. Trata-se de um amor condicional. No relacionamento entre um casal, quem tem amor incondicional ama sem ter razões ou pré-requisitos. Dedica-se totalmente à relação, transformando o amor em uma ação praticada a todo instante, de variadas formas.

O conceito é semelhante ao **amor verdadeiro**. Se você tem um ente muito querido passando por uma doença grave, o que você pede? O que você quer que aconteça com aquela pessoa? Provavelmente pedirá que ela fique boa, que se cure. É natural. Esse amor é condicional. O amor incondicional, nesse caso, é aceitar que aquilo que está acontecendo é o melhor para a pessoa e é o que ela precisa para o seu processo evolutivo.

Não estou dizendo que isso é algo fácil ou prazeroso. Precisamos de muita fé e a crença de que existe um propósito muito maior para o que acontece com todos nós. No nosso processo evolutivo, buscando o autoconhecimento e a espiritualidade, nós vamos ao encontro do amor incondicional. Nesse sentido, primeiro devemos trabalhar para resgatar o nosso amor-próprio, para depois passar a amar o outro. Assim podemos colocar o nosso amor a serviço do próximo e exercitar o amor incondicional.

PÍLULA DE CONSCIÊNCIA

Segundo a fé dos cristãos, Deus teve um amor incondicional por toda a humanidade quando entregou Jesus, seu único filho, para que fosse crucificado. Deus ama de forma incondicional porque ama a todos.

COM AMOR INCONDICIONAL, PODEMOS CAMINHAR FAZENDO A NOSSA PARTE E COLOCANDO EM PRÁTICA UM DOS ENSINAMENTOS SAGRADOS: "AMA AO PRÓXIMO COMO A TI MESMO".

Pense no conceito de amor incondicional e avalie como ele se aplica à sua vida e às suas relações. Anote as situações em sua trajetória nas quais você tenha manifestado um sentimento que poderia ser classificado como amor incondicional ou que tenha chegado bem próximo disso, na sua visão. Em seguida, reflita e escreva o que você poderia fazer para incluir ou ampliar o amor incondicional em sua vida.

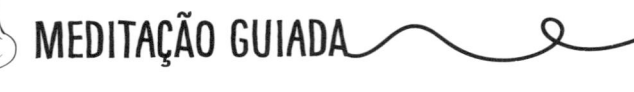

MEDITAÇÃO GUIADA

Esta meditação visa exercitar o amor incondicional. Sente-se de forma confortável e sustente a coluna. Inspire pelo nariz, encha os pulmões, abra a boca e deixe sair tudo o que está neles. Inspire e conte um. Expire e conte dois. Inspire e conte três. Prossiga assim até o dez.

Faça o que for necessário para ficar completamente livre e relaxado mentalmente. Vá levando sua atenção para o seu coração. Amorosamente, feche os olhos. Respire profundamente. Comece a perceber o amor dentro do seu ser.

Descubra a percepção do amor para você. Inicialmente, perceba como ele é em si mesmo, independentemente de qualquer pessoa e de qualquer coisa. Apenas sinta o amor que existe em você. Deixe o puro amor permanecer em si, aqui e agora.

Saiba que aquilo que estiver experimentando agora é o amor. Perceba-o. Confie nisso como sendo o amor. Aceite-o. Considere-o como sua própria experiência interna do amor. Por enquanto, use-o como sua referência pessoal para definir o que é o amor incondicional.

Aceite-o como o que, na realidade, representa o amor divino, que tudo abrange. O amor que não coloca condições. Amor universal, vivificante, regenerador. Respire, levando esse amor para todas as células do seu corpo. O amor que nada espera em troca, que aceita a tudo e a todos. Permita que esse amor incondicional dentro de você vá se irradiando lentamente, através de todo o seu ser. Sinta-o preenchendo você. Sinta-se e ame-se incondicionalmente. Sinta esse amor incondicional regenerando, equilibrando, tornando plena cada parte do seu ser.

Respire e leve a energia do amor incondicional para todas as partes do seu corpo. Veja esse amor gradualmente expandindo para além do seu ser, até preencher todo o local onde você está agora. Enquanto faz isso, sinta-se como sendo parte de tudo isso.

Veja esse amor se transformar em um manancial e irradiar para toda a sua comunidade. Veja o amor preenchendo e envolvendo todos que você ama, sua família, seus amigos, e também todos que estão ao seu lado, colegas, parceiros.

Sinta o poder regenerador desse amor. Torne-o parte de todas as pessoas e de todas as coisas. Veja todas essas emanações separadas, unindo-se em um único fluxo de energia. Sinta o seu amor sendo universal. Sinta esse amor irradiando para toda a criação cósmica.

Aceite a própria perfeição e a sua essência divina porque você é um ser espiritual passando por uma experiência humana. Sinta-o totalmente dentro de você, dentro do seu coração. Onde sempre esteve e sempre estará.

Saiba que, onde você estiver, esse amor permanece dentro do seu coração, pronto para trazer a paz que você está sentindo agora. Leve a paz, a leveza, o amor para todas as células do seu corpo. Tenha consciência de que você pode dispor desse amor a hora que desejar.

Acredite que você pode repetir sempre que quiser, de ligar-se, nos planos internos do espírito, com todas as pessoas e todas as coisas, por meio do amor. Saiba que está sentindo Deus dentro de você. Deus é amor. No seu tempo, sem pressa, abra os olhos.

UMA ATIVIDADE PARA VOCÊ

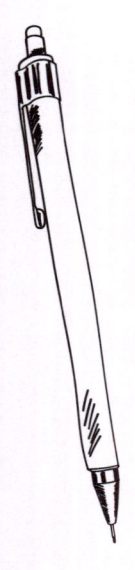

Como ser uma pessoa mais amorosa? Liste situações em sua vida nas quais você considera que precisaria dedicar mais amor. Pode ser no campo pessoal, afetivo ou profissional. Diante dessas anotações, pense o que poderia fazer para se tornar alguém mais amoroso. Isso vale também para o seu amor-próprio. Estabeleça planos sinceros e práticos para amar mais, seja você próprio ou todos à sua volta.

DIA 21 SIMPLIFIQUE A FELICIDADE, ela está em você

Vamos começar refletindo: nós, adultos, complicamos a felicidade. Se você observar uma criança, ela é feliz de forma natural. Independentemente se ela é rica ou pobre. Não importa: **ela é feliz**. Ela não está preocupada com bens materiais, carro importado, apartamento de cobertura. Ela é feliz. Mas os adultos complicam essa felicidade. Lembro-me de minha infância, sem abundância ou fartura, mas feliz. Duas latas conectadas por um barbante eram o "telefone" com o qual eu brincava com meus amigos por horas.

Hoje precisamos de um aparelho celular de última geração, o mais caro. Ou seja, complicamos a felicidade. Vivemos no consumo extremo e cometemos o erro de ficar comparando a nossa vida à dos outros. Na sociedade atual, com um consumismo exagerado, sem precedentes, fronteiras ou limites, muita gente está sempre se comparando com o outro. Com isso, vai se sentir sempre infeliz, porque não tem o carro, o apartamento de cobertura ou o dinheiro que o outro tem. Mas nada disso faz a pessoa feliz.

Não são os bens materiais que fazem alguém feliz. As coisas mais importantes da vida, o dinheiro não compra, como o relacionamento com a família, com os filhos, esposa, marido ou colegas de trabalho. É preciso aprender a sentir amor e demonstrá-lo pelas pessoas que convivem com você, pelas pessoas da sua família ou do seu trabalho. Isso fará uma grande diferença e vai deixá-lo muito feliz. Esse amor já existe dentro de você. É ele que vai fazê-lo ter um bom relacionamento familiar ou fazê-lo trabalhar com gratidão.

PÍLULA DE CONSCIÊNCIA

O maior desafio da vida é conseguir se manter no aqui, agora. Só no presente conseguimos ser verdadeiramente felizes. A felicidade não pode ser revivida no passado, podemos apenas recordar com alegria. E muito menos no futuro, que é apenas uma mera especulação. Viva o presente!

A MINHA NATUREZA É AJUDAR! QUAL É A SUA? BUSQUE CONHECER A SUA NATUREZA E, A PARTIR DELA, VOCÊ CONSEGUIRÁ CONQUISTAR A SUA FELICIDADE.

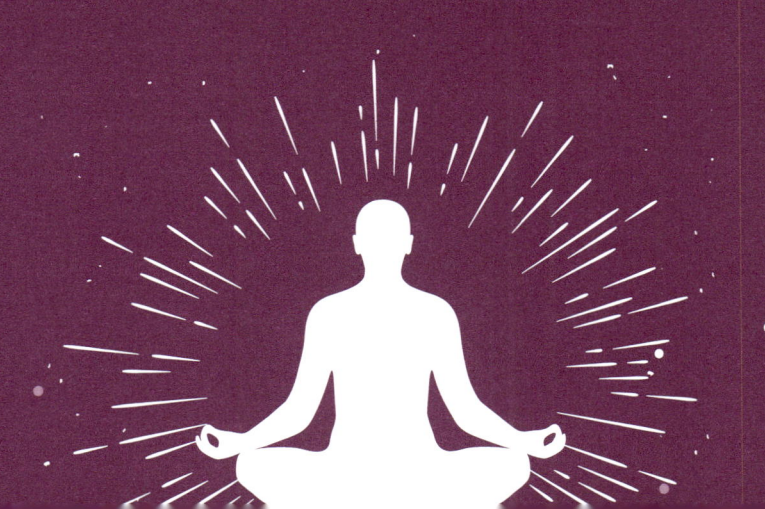

PARA REFLETIR

Se você tem amigos no seu trabalho, saiba que você é uma pessoa extremamente feliz. Assim como se tem um bom relacionamento com seus filhos, sua esposa ou seu marido, você também é uma pessoa feliz. Anote situações como essas para ter uma boa noção da sua felicidade real. Ao observar sua lista, pense em como você poderia ampliar ainda mais a sua felicidade diária.

_____

_____

_____

_____

_____

_____

_____

_____

_____

_____

_____

_____

_____

Respirando amorosamente, ainda com os olhos abertos, coloque-se em uma posição cômoda e confortável para você. Pode ser sentado em uma cadeira, em um banquinho ou até mesmo no chão. Ou de joelhos, se preferir. Lembrando-se sempre de manter uma postura ereta.

Tenha também muito respeito e honra pelo seu corpo, pois essa é a sua morada. Respirando de forma profunda, alinhe o queixo. Vamos, por meio da meditação, acessar o mestre interior que habita em nós. Continue respirando e, amorosamente, feche os seus olhos.

Perceba e sinta o seu corpo. Note o contato dele com a superfície do chão ou da cadeira. E respire. Perceba a temperatura do seu corpo. Quais partes dele estão quentes? Quais estão mais frias? Respire na parte que está mais fria.

Inspire profundamente pelo nariz e exale também por ele. Enquanto respira, vá colocando a atenção em sua cabeça. Relaxe a cabeça, por dentro e por fora. Relaxe o couro cabeludo, sinta ele se desprendendo. Relaxe.

Relaxe as orelhas, a testa, os olhos, a bochecha. Solte suavemente o maxilar. Relaxe, deixando a língua solta dentro da boca. Perceba como a sua cabeça ficou leve. Descendo um pouco, coloque sua atenção em todo o seu corpo. E relaxe ele, por dentro e por fora. Relaxe a garganta, o pescoço. Seus ombros e braços. Solte os cotovelos, os pulsos e as mãos. Sinta os dedos das mãos totalmente soltos e relaxados. Continue respirando e, amorosamente, relaxe o peito, as costas, o abdômen, o quadril. Relaxe o quadril, por dentro e por fora. Relaxe o bumbum, a pélvis, as pernas, os joelhos e os pés. Perceba agora como o seu corpo está leve e harmônico, por dentro e por fora. Respire. Agora que seu corpo está relaxado e harmônico, perceba, visualize onde repousa o seu mestre interior. Eu não sei onde ele está, mas eu sei que você sabe. Sinta o seu mestre interior. E, ao percebê-lo, reverencie-o. Note que, neste momento, todo o seu corpo se ilumina, formando uma imensa cúpula de proteção que toma todo o seu ser.

De onde o seu mestre está, de dentro de você, ouçam juntos as batidas fortes de seu coração. Respire nessa força. Atente-se para lembrar que esse é o seu lugar sagrado, o lugar onde repousa seu mestre interior. Cuide bem dele.

O que se encontra atrás de nós e o que se localiza à nossa frente são detalhes de menor importância em comparação ao que está dentro de nós. Com toda essa energia em vibração, perceba também o seu corpo acordando. Bem lentamente.

E devagar, no seu tempo, leve suas mãos ao coração. E agradeça, integrando todo o aprendizado desse momento. Voltando para o aqui e agora, movimente os seus pés e as suas mãos. E, quando você estiver pronto, no seu tempo, abra os olhos.

Bons caminhos.

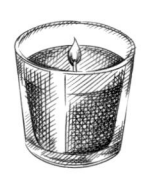

UMA ATIVIDADE PARA VOCÊ

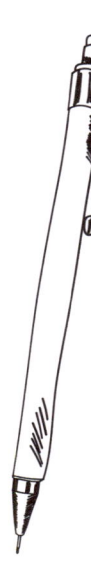

Faça uma lista das coisas mais simples, que o dinheiro não pode comprar e que são capazes de fazê-lo feliz. Pode ser o convívio em casa, um churrasco assistindo a um jogo da Copa, ou vendo um filme em família. Ao anotar, você vai perceber que o mais importante é o amor, algo que o dinheiro não compra. Analise como você pode multiplicar essas situações que trazem felicidade para a sua vida, espalhando mais amor no mundo.

CONCLUSÃO

Chegamos ao fim da nossa jornada! Espero que estes dias tenham trazido paz, tranquilidade e leveza para o seu ser. Espero também que você tenha conseguido vivenciar cada um dos dias de maneira única e que possa continuar praticando os aprendizados aqui adquiridos em sua vida daqui para a frente.

Foi um prazer estar aqui com você, leitor, e espero que, em breve, possamos nos encontrar novamente para novas práticas e meditações. E, mais importante, gostaria de deixar um recado: a vida é uma só, então precisamos viver em felicidade e tranquilidade. Não se esqueça nunca disso!

Agora é hora de ser feliz!
Até a próxima.

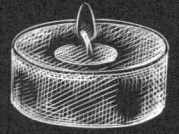

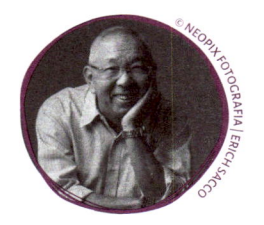

SOBRE O AUTOR

HARRY TADASHI KADOMOTO é terapeuta transpessoal, possui formação em Programação Neurolinguística (PNL) e é trainer pela Universidade da Califórnia, instituição criada e coordenada por Robert Diltz, um dos precursores da PNL no mundo. Na mesma instituição, especializou-se em Hipnose Ericksoniana com Stephen Gilligan. Possui formação em Renascimento, Terapia de Vidas Passadas, Despertar da Consciência Humana com técnicas xamânicas e física quântica. Tornou-se instrutor na Nihon Kenko Zoushin Kenkyukai, no Japão, e é professor convidado do curso de pós-graduação e especialização em Teorias e Técnicas para Cuidados Integrativos da Universidade Federal de São Paulo (Unifesp).

É autor dos livros *Ninguém tropeça em montanha*, *Da razão ao coração*, *O mestre do impossível*, *Meu livro da consciência* e *Um compromisso por dia*, todos publicados pela Editora Gente. Ministra cursos e workshops em todo o Brasil, além de prestar consultorias individuais e para empresas. Pelos seus treinamentos e pelas suas vivências, já passaram mais de 100 mil pessoas.

Atualmente, dedica-se a encontrar formas para que as pessoas voltem a acreditar em si mesmas, aplicando treinamentos comportamentais e vivenciais e visando o desenvolvimento pessoal com o objetivo de que as pessoas se conscientizem de seu papel no mundo.

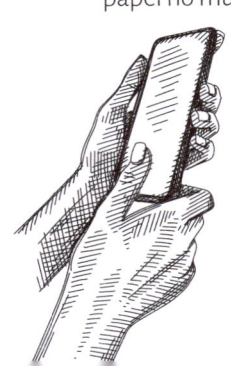

Acompanhe o autor nas redes sociais:

- tadashikadomoto
- Tadashi Kadomoto
- Tadashi Kadomoto
- tadashi.com.br

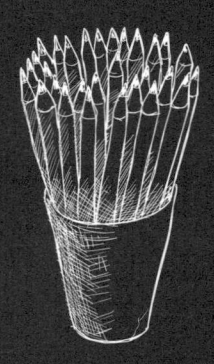

CARO LEITOR,

Queremos saber sua opinião sobre nossos livros.
Após a leitura, curta-nos no facebook.com/**editoragentebr**,
siga-nos no Twitter **@EditoraGente**, no Instagram
@editoragente e visite-nos no site **www.editoragente.com.br**.
Cadastre-se e contribua com sugestões, críticas ou elogios.

*Este livro foi impresso
pela Geográfica em
papel offset 90g
em julho de 2020.*